RUEDIGER DAHLKE
UNTER MITARBEIT VON SIMONE VETTERS

Körper-Geist-Seele-Detox

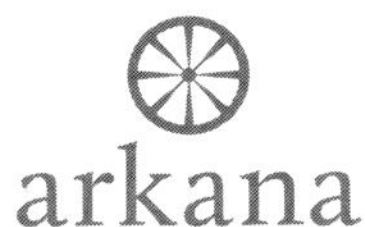

arkana

Ruediger Dahlke
unter Mitarbeit von Simone Vetters

KÖRPER GEIST SEELE DETOX

Wie wir uns rundum von Ballast befreien und neue Energie schöpfen

Mit Heilmeditationen zum Audio-Download

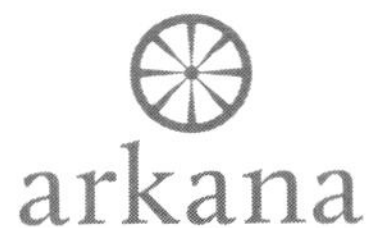

arkana

Teile dieses Buches erschienen erstmals 2002 als Begleit-Booklet zur Audio-CD mit dem Titel »Entgiften – Entschlacken – Loslassen«. Unter dem gleichnamigen Titel sind auch die Heilmeditationen zum Buch als Audio-CD separat erhältlich.

Sollte diese Publikation Links auf Webseiten Dritter enthalten, so übernehmen wir für deren Inhalte keine Haftung, da wir uns diese nicht zu eigen machen, sondern lediglich auf deren Stand zum Zeitpunkt der Erstveröffentlichung verweisen.

Die hier vorgestellten Informationen und Ratschläge sind nach bestem Wissen und Gewissen geprüft. Dennoch übernehmen Autor und Verlag keinerlei Haftung für Schäden irgendeiner Art, die sich direkt oder indirekt aus dem Gebrauch dieser Informationen, Tipps und Ratschläge ergeben. Im Zweifelsfall holen Sie bitte ärztlichen Rat ein.

Dieses Buch ist auch als E-Book erhältlich.

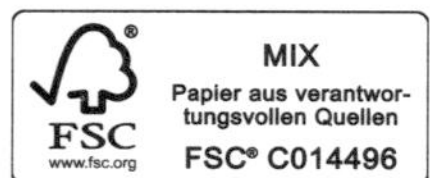

Verlagsgruppe Random House FSC® N001967

1. Auflage
Originalausgabe

in der Verlagsgruppe Random House GmbH,
Neumarkter Straße 28, 81673 München
Lektorat: Ralf Lay, Mönchengladbach
Umschlaggestaltung: ki 36 Editorial Design, München, Sabine Skrobek
Umschlagmotiv: © Kelly Knox/Stocksy United
Satz: Satzwerk Huber, Germering
Druck und Bindung: GGP Media GmbH, Pößneck
Printed in Germany
ISBN 978-3-442-34214-3
www.arkana-verlag.de

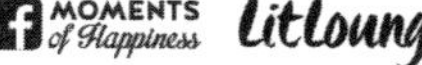

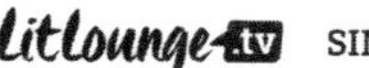

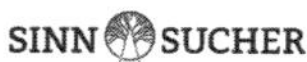

Inhalt

Einleitung: Detox in einer giftigen Welt

Im vor gut vierzig Jahren abgeschlossenen Medizinstudium habe ich noch nichts über Detox gehört, geschweige denn gelernt. Heute längst zum Modewort avanciert, war es damals noch unbekannt. Aber war unsere Welt vor vierzig Jahren weniger giftig? Was materielle Toxine angeht, wohl eher im Gegenteil. Wir wussten damals einfach nur viel weniger über die Gefahren von Holzschutzmitteln, die Schattenseiten von Pesti-, Herbi- und Fungiziden, das Gefahrenpotenzial von Autoabgasen und Feinstaub. Mittlerweile ist den allermeisten Zeitgenossen bekannt, wie kontaminiert die Zeiten geworden sind. Und das meine ich durchaus nicht nur im materiellen Sinne, diesbezüglich hat sich sogar einiges durch strengere Vorschriften und Kontrollen gebessert. Viele der schlimmsten Gifte sind verboten, Katalysatoren mindern die Autoabgasemission, nach dem Verbot der FCKW erholt sich die Ozonschicht in weiten Teilen, Industrieabwässer vergiften nicht mehr in dem Ausmaß ganze Flüsse, und das Bewusstsein für die Vermüllung unseres Planeten durch Plastik wächst zusehends.

Trotzdem ist noch viel zu tun, und der »ökologische Fußabdruck«, der Auskunft darüber gibt, wie viel Land- und Wasserfläche eine Person zur Deckung ihres Bedarfs an Ressourcen benötigt, ist immer noch viel zu groß, sodass wir für diese Menschheit eigentlich über anderthalb Erden bräuchten ...

Soviel sich auch im Materiellen verbessert haben mag, verschlimmerte es sich im Immateriellen – und dies ist eher noch bedrohlicher. Die Kommunikation und der zwischenmenschliche Bezug wurden weiter toxischer und haben zuweilen beunruhigende Stufen erreicht. Will man jemanden in der Hierarchie einer Firma überholen, müsste man sich eigentlich entsprechend anstrengen und ihn durch Leistung überflügeln. Stattdessen wird er nicht selten durch Beziehungsgeflechte oder intrigante Taktiken übervorteilt. Wir sprechen von Mobbing. Konzerne initiieren Maßnahmen gegen diese Art von geistiger Umweltvergiftung, allerdings installierte zum Beispiel die Autoindustrie ihrerseits Betrugssoftware, um sich mittels vorgetäuscht gesetzeskonformer Abgaswerte auf Kosten der Umwelt und der Bevölkerungsgesundheit zu bereichern. Regierungen lancieren Umweltschutzprogramme, um die Wählergemüter zu beruhigen.

In Wirklichkeit tun sie kaum etwas, was die Konzerne empfindlich träfe und zu einer Änderung ihres parasitären Verhaltens veranlassen könnte.

Die trotz aller Maßnahmen immer noch erhebliche materielle Kontamination von Böden, Gewässern, Luft und Atmosphäre ist an sich schon ein Trauerspiel, die immaterielle Vergiftung der Atmosphäre zwischen den Menschen ist aber wohl noch weit schlimmer. Zumeist liegt der materiellen Umweltverseuchung bereits eine geistige zugrunde.

Der inzwischen weltbekannte norddeutsche Güllegürtel ist nur *ein* Symptom dieser weltweiten Vergiftung von Bewusstsein, Atmosphäre und Erdboden. An seinem Beispiel mag aber deutlich werden, wie sich Teufelskreise durch alle Ebenen und Länder ziehen und sich die Kollateralschäden der geistigen Vergiftung in vergifteter Natur deutlich mess- und damit objektivierbar spiegeln.

Wieso fällt ausgerechnet in Norddeutschland so unglaublich viel Gülle an und nicht etwa in anderen, auch ärmeren Ländern? In Norddeutschland stehen mehr Massen-Tier-Zucht-Häuser als in den meisten anderen Agrarregionen. Deshalb werden dorthin enorme Tonnagen von Tierfutter aus der ganzen Welt transportiert. Wirklich aus der ganzen Welt? Natürlich nicht, in Europa wird Tierfutter kaum produziert. Es kommt von weit her und verpestet auf diesen langen Transportwegen bereits Luft, Wasser, Erde und die Herzen der Menschen, die sich an diesen schmutzigen Geschäften beteiligen. Schmutzig vor allem auch deswegen, weil in den Herkunftsländern dieses »Futter« den Ärmsten als Nahrung fehlt. Nun wird aber aus den riesigen Kalorienmengen dieser Futtermittel in den Folterstätten der modernen Tierzucht durchaus nicht lauter Fleisch mit gleichem Nährwert produziert. Die Ausbeute beträgt nur 10 Prozent, und das Fleisch wird vielfach auch noch wieder exportiert, was weitere Umweltverschmutzung bedeutet. 90 Prozent der eingeführten Produkte werden zu Kotgebirgen und Gülleseen, für die es keine umfassenden Entsorgungskonzepte gibt wie für die Ausscheidungen der Menschen, und das, obwohl die Masttiere diesbezüglich deutlich produktiver sind. Die Norddeutschen bleiben also im Wesentlichen auf dem Dreck dieser ärmsten Kreaturen sitzen, der in ihr Grundwasser, ihr wichtigstes Lebensmittel, sickert und dieses bis zur Ungenießbarkeit mit Nitrat verseucht. Die überwältigende Mehrheit der Menschen hat nur Nachteile von dieser Kombination aus Qualhaltung und Umweltzerstörung.

Habsucht hielt die noch wirklich christliche Äbtissin Hildegard von Bingen (1098–1179) für eines der schlimmsten Laster beziehungsweise Krankheitsbilder ihrer Zeit. Gier ist wohl auch die Hauptursache für die vorsätzliche Vergiftung der modernen Welt. Und wie der Volksmund schon längst weiß, stinkt der Fisch immer am stärksten vom Kopf: An der Spitze der Hierarchien sind natürlich auch die Möglichkeiten der geistigen und materiellen Vergiftung am effizientesten, unangenehmsten und folgenreichsten. Insofern müssen kollektive Detox-Maßnahmen auf dieser entscheidenden höchsten Ebene greifen. Und das gilt generell für alle nachhaltige Umwelt- und Innenweltentgiftung – also für den Körper von Mutter Erde und unseren eigenen, aber insbesondere auch für unser aller Bewusstsein.

Auf der Basis der *Schicksalsgesetze* und Spielregeln (siehe Veröffentlichungen im Anhang) haben wir nach dem zweitwichtigsten Gesetz der Resonanz oder Affinität genau diese Politiker und diese Situation verdient, die wir uns so offensichtlich gewählt haben. Und das wiederum liegt an unserem und dem kollektiven Bewusstsein. Hier gilt es also anzusetzen und viel zu bewirken. Projektionen auf von uns selbst gewählte Politiker machen natürlich nichts besser – das kann nie funktionieren. Jedenfalls ist die Vergiftung des Bewusstseins – oder ist es Verschlackung? – am gefährlichsten. Und der Schlüssel zur Entgiftung unseres Bewusstseins und erst recht zum Loslassen liegt natürlich in diesem selbst.

Es ergeben sich immer bessere – auch wissenschaftlich belegte – Detox-Maßnahmen vom Fasten bis zur Darm- und Blutreinigung mithilfe etwa der chinesischen (Share-)Pflaume. Beides sind natürlich altbewährte Verfahren, aber Ersteres wird eben erst von der Wissenschaft in seiner ganzen Bandbreite erfasst und mittels Studien belegt, Letztere ist gerade von der westlichen Welt entdeckt worden und macht uns so vieles leichter und schöner, wenn sie zum Beispiel vielen den nicht so beliebten Einlauf beim Fasten erspart.

Trotz der ganzen Malaise sind unsere Aussichten also sehr gut! Wir haben es weitgehend selbst in der Hand, für uns und unsere Gesundheit zu sorgen und die Kontamination von Geist, Körper und Seele dramatisch zu minimieren: 93 Prozent des Gifteintrags über die Nahrung stammt allein aus Tierprotein, das so leicht und im Rahmen des neuen Lebensstils mittels pflanzlich-vollwertiger *Peace-Food*-Kost (siehe Anhang) zu vermeiden ist. Wer diesen Begriff ernst nimmt und auf Vollwertkost umstellt, reduziert die verbleibenden 7 Prozent weiter erheblich. Die daraus folgende gute Nachricht lautet: Wir können unseren Körper, unsere Seele sowie den Geist bewusst entgiften. Und nach der berühmten Gleichung »Mikrokosmos Mensch gleich Makrokosmos Erde«, der vom Ahnherrn der modernen Medizin, Paracelsus (1493–1541), stammt, leisten wir somit auch einen wesentlichen Beitrag dazu, unseren Heimatplaneten Erde zu dekontaminieren und weiteren Schlackenbildungen dauerhaft vorzubeugen.

Detox für Körper, Geist und Seele: entgiften, entschlacken, loslassen

Diese drei Begriffe sind aktueller denn je. Auch wenn sie schon seit Jahrzehnten bei den Patienten im Gespräch sind und hoch im Kurs stehen, fängt die Schulmedizin wie gesagt doch gerade erst an, sich ihnen zuzuwenden. Das stellt sie auf eine ungleich breitere Basis und fördert auch die tiefer gehende wissenschaftliche Untersuchung.

Mittlerweile haben wir einiges zu dem Thema »Fasten und Heilen« sowie von dessen Chancen bei Krebs und psychiatrischen Krankheitsbildern erfahren, etwa über den gleichnamigen »Arte«-Film.[1] Und der Medizinstudentin Giulia Enders ist es gelungen, durch ihr Buch *Darm mit Charme*[2] eine große Öffentlichkeit zu sensibilisieren. Sie wurde zum neuen Star einer überfälligen »Darm-Renaissance«. So hat sich endlich auch die Schulmedizin der guten alten Darmflora der Fastenärzte angenommen und sie in »Mikrobiom« umgetauft. Was lange nur Naturheilkundlern

Thema war, ist so in den Mittelpunkt des breiteren Interesses gerückt: Ein intakter Darm mit einer funktionierenden Darm-Blut-Schranke verhindert in beeindruckender Weise neuerliche Vergiftung und fördert andererseits Entgiftung und Entschlackung. Was wir naturheilkundlichen Ärzte schon lange als »Symbioselenkung« kannten, wird plötzlich zum letzten Schrei, und probiotische Nahrungsmittel überschwemmen die Grauzone zwischen Arznei- und Nahrungsmitteln.

Allein das Fasten wird nun seitens US-Forschern wie Valter Longo[3] und Mark Mattson[4] zu jener Art von Panazee oder Allheilmittel stilisiert, als das es Hildegard von Bingen schon vor Jahrhunderten sah – nun allerdings auf wissenschaftlicher Basis. In den USA wird es parallel zur Chemotherapie zunehmend auch als flankierende Maßnahme bei Krebs empfohlen.

In Russland wird es bereits seit Jahrzehnten mit großem Erfolg bei psychiatrischen Krankheitsbildern eingesetzt, was bei uns von zumeist fastenunerfahrenen Schulmedizinern lange Zeit als völlig unverantwortlich hingestellt wurde. Dass im Immanuel-Krankenhaus der Charité in Berlin Prof. Dr. med. Andreas Michalsen[5] tatsächlich Fasten als Therapieform erforscht und seine Wirkung bei Krankheitsbildern wie Rheuma und Multipler Sklerose (MS), aber auch zur generellen Abwehrsteigerung bereits belegte, dürfte den meisten Kollegen noch unbekannt sein.

Auf einem Ernährungskongress in Cremona anlässlich der Weltausstellung von Mailand im Jahr 2015 staunte ich über die Offenheit italienischer Professoren gegenüber der Ernährungsmedizin von *Peace Food* und vor allem auch gegenüber dem nächsten Schritt zu jener im Hinblick auf Krankheitsbilder orientierten Kost von *Geheimnis der Lebensenergie*. Beide Bücher erreichten rasch große Verbreitung; das heißt, immer mehr Menschen sind bereit und bestrebt, sich zu informieren und in eigener Regie viel für die eigene Gesundheit zu verändern.

Die Ernährungsmedizin, wie sie etwa in der *Peace Food Keto-Kur* zum Ausdruck kommt (später dazu mehr), stößt auf zunehmend offene Ohren. Dem Fettstoffwechsel beim Königsweg der Entgiftung und Entschlackung, dem Fasten, entsprechend ist sie als begleitende Maßnahme bei Krebs, neurodegenerativen Erkrankungen wie Alzheimer, MS und Parkinson, aber auch beiderlei Diabetes und zum Abnehmen unbedingt empfehlenswert. Mit dem Abbau von Speicherfett geht natürlich eine Detoxifikation einher, wird Gift doch vorzugsweise im Fettgewebe abgelagert.

Es tut sich aber auch einiges bis in die Schulmedizin hinein, was Hoffnung macht. In den fast vierzig Jahren meines Arztseins hat sich in letzter Zeit und mit zunehmender Geschwindigkeit schon so viel bewegt, wie ich es gar nicht mehr erwartet hätte und nun voll Freude im Zusammenhang mit meiner Arbeit erlebe. Die ganzheitliche Psychosomatik von *Krankheit als Symbol* hat sich nicht nur in vielen Familien verankert, sondern sie ist auch seit über einem Jahrzehnt für die deutsche Ärztefortbildung anerkannt. Ich bilde inzwischen sogar Kollegen in »integraler Medizin« mit dem Zusatztitel »Arzt für Naturheilverfahren« aus. Am beglückendsten finde ich, wenn nun selbst die US-Wissenschaft anfängt, die schon so lange beschriebenen psychosomatischen Zusammenhänge mit Studien zu belegen. Forscher der Universität Austin, Texas, belegten etwa, wie gefährlich es für unsere Gesundheit ist, Emotionen zu unterdrücken.[6]

Auch bei uns entdecken zunehmend Ärzte und noch mehr Heilpraktiker den enormen Wert der modernen, von Prof. Colin Campbell, Dr. Caldwell Esselstyn und Dr. Dean Ornish sowie Dr. Neal Barnard in Gang gesetzten Revolution im Ernährungsbereich.[7] Zwar ging beispielsweise der österreichische Fastenarzt F.X. Mayr (1875–1965) schon vor langen Zeiten gemäß Paracelsus und Hippokrates (um 460–370 v.Chr.) davon aus, dass der Tod im Darm sitze. Aber nun entdecken tatsächlich Forscher auf wissenschaftlicher Basis, dass wahrscheinlich Parkinson im Verdauungstrakt beginnt und Multiple Sklerose (MS) in stärkerem Ausmaß, als bisher vermutet wurde.

Wo viel Licht ist, ist allerdings auch einiger Schatten, und so wird der Darmreinigung nach dem früh verstorbenen Andreas Moritz (1954–2012) viel Positives nachgesagt, was ich weder bei mir persönlich noch bei meinen Patienten erleben konnte.[8] Auch das Ölziehen zur Allroundentgiftung – eine ayurvedische Methode, bei welcher der Mund mit Pflanzenölen gespült wird, um dem Organismus Giftstoffe zu entziehen – hat bei Weitem nicht so viele Krankheitsbilder ausgerottet oder gelindert, wie ihm nachgesagt wurde. Aber immerhin tut es wenigstens der Mundhöhle und im Besonderen dem Zahnfleisch gut, vor allem wenn es mit Kokos- statt mit Sonnenblumenöl durchgeführt wird. Letzteres sollten wir wegen seines für uns heute völlig ungeeigneten Missverhältnisses von Omega-3- zu Omega-6-Fettsäuren überhaupt meiden, wohingegen Ersteres innerlich und äußerlich sehr zu empfehlen ist.

Große organisatorische Fortschritte ergeben sich für Entgiftung und Entschlackung auch noch durch die Online-Kommunikation beziehungsweise Möglichkeiten des Internets. Habe ich mehr als drei Jahrzehnte lang im Durchschnitt knapp 300 TeilnehmerInnen im Jahr durch eine Fastenwoche begleitet, waren es 2017/18 schon über 7000, und das weiterhin mit steigender Tendenz. Manchmal träume ich geradezu davon, was geschähe, wenn es uns gelänge, die christliche Fastenzeit neuerlich zu beleben.

Das Thema Loslassen schließlich ist seit jeher das Zauberwort der Humanistischen Psychologie, die Abraham Maslow mit seinem Buch *Psychologie des Seins* begründet hat.[9] Wie sehr Loslassen mit den beiden anderen Körper-Geist-Seele-Detox-Themen zu tun hat, wird dieses Buch auf praktische Art belegen.

Was sind Gifte, was Schlacken?

Bei wenigen Themen gehen die Meinungen so auseinander wie bei Giften und Schlacken. Viele Vertreter der Naturheilkunde sehen in ihnen ein großes Problem. Für einige stellen sie heute überhaupt das größte Thema dar. Während alternativ arbeitende Ärzte und Heilpraktiker und ihre Patienten sich intensiv mit diesem Aspekt des modernen Lebens beschäftigen, vertreten viele Schulmediziner dagegen noch immer den Standpunkt, es gäbe gar keine Schlacken. Die Existenz von Giften können sie zwar nicht leugnen, schließlich ist Sokrates vor Zeugen am Schierlingsbecher zugrunde gegangen, und es gab immer wieder spektakuläre Fälle, in denen eine Mahlzeit aus Knollenblätterpilzen mit dem Leben bezahlt wurde. Aber insgesamt überwog anfangs meist eine verblüffende Unschuldsvermutung, zum Beispiel im Hinblick auf die vom Sezieren schmutzigen Hände der Medizinstudenten, die das Kindbettfieber auf Gebärende übertrugen. Röntgenstrahlen hielten sie anfangs für so harmlos und ungefährlich, dass von den Zwanziger- bis in die Sechzigerjahre hinein Pedoskope in den Schuhgeschäften standen, mit deren Hilfe die Passform fluoroskopisch überprüft wurde, obwohl schon relativ früh nach Entdeckung der Röntgenstrahlung medizinische Erkenntnisse über deren gesundheitliche Gefahren vorlagen. Ganze Schulklassen wurden durch Röntgenwagen gezwungen, um sie mit hohen Dosen zu durchleuchten. Viele sahen die Gefährlichkeit und Bedeutung von Giften völlig anders und wiesen zahlreichen Substanzen – wie etwa lange Zeit dem Quecksilber in den Amalgamfüllungen – gar keinen Giftcharakter zu. Das war umso erstaunlicher, als Quecksilber bei industrieller Verarbeitung außerhalb unserer Münder ganz eindeutig als Gift klassifiziert wird und nur geringe Dosen unter strengen Vorsichtsmaßnahmen zugelassen sind. Seit Juli 2018 dürfen immerhin Jugendliche unter fünfzehn Jahren und schwangere sowie stillende Frauen keine Zahnfüllungen aus Amalgam mehr erhalten, und eine Studie wird klären, ob Amalgam um 2030 ganz aus der Zahnmedizin verbannt werden soll.

Bei der Frage der Schlacken wird die Diskrepanz zwischen Schul- und Komplementärmedizin noch größer. Aussagen wie »Es gibt keine Schlacken im Körper« gehen wohl meist auf Missverständnisse zurück. Denn auch Schulmediziner erkennen an, dass Kalkablagerungen weder in Form von Arteriosklerose in die Gefäße gehören noch als Steine etwas in Nierenbecken, Harnleiter oder Blase zu suchen haben. Auch zwischen den Zähnen, in der Gallenblase oder im Darm sind sie fehl am Platz. Dass sie dort als Zahnstein oder als Gallen-, Nieren-, Blasen- und Kotsteine auftreten, hat offenbar damit zu tun, dass der Körper mit bestimmten ihm zugeführten Stoffen nicht so fertigwird, wie es wünschenswert wäre. Einerseits kann er manche aufgenommenen Stoffe nicht über die normalen Wege ausscheiden, und andererseits produziert er selbst

Substanzen – im Rahmen seines Stoffwechsels –, die ihm zum Problem werden. Er lagert sie ab, und so kommt es eben zu dem, was wir hier »Verschlackung« nennen wollen. Über die Umbenennung oder die Neubenennung solcher Phänomene kann man zwar immer diskutieren, aber sie einfach zu ignorieren geht an den gesundheitlichen Interessen der Betroffenen völlig vorbei.

Ich schlage vor, sich einfach der Definition aus der Industrie anzuschließen. Wenn in einem Hochofen flüssiges Eisen erzeugt werden soll, muss man Eisenerz und Koks in bestimmter Schichtung in den Hochofen einbringen. Bei der hohen Erhitzung gelingt es, ziemlich reines Eisenerz abfließen zu lassen und die Rückstände zurückzuhalten. Diese nennt man »Schlacken« und verbringt sie auf sogenannte Schlackenhalden. Analog bezeichne ich als Schlacke, was bei Stoffwechselprozessen übrig bleibt und abgelagert statt ausgeschieden wird.

Das Motto »Fortschritt« lösen wir modernen Menschen der Industrieländer auf unterschiedlichsten Ebenen ein. Auch bei der Entwicklung von Arteriosklerose schreiten wir allen anderen voran. Diese wahrscheinlich gefährlichste Volkskrankheit nimmt ihren Anfang bei uns bereits im Anschluss an die Pubertät, obwohl wir erst viel später wirklich daran zu leiden beginnen. Denn erst wenn der Durchmesser eines Gefäßes weit über die Hälfte mit Kalk verschlossen ist, werden die Einschränkungen im normalen Leben spürbar, und auch das zuerst nur bei größeren Leistungsanforderungen, mit der Zeit aber sogar im Ruhezustand. Arteriosklerose ist nach unserer Definition ein eindeutiges Ergebnis von Verschlackung, selbst wenn noch einige andere Faktoren wie Entzündungsphänomene mit hineinspielen.

Auch bei Gicht oder rheumatischen Erscheinungen lassen sich die Zeichen von Ablagerungen bestimmter Materialien an Stellen, wo diese mit Sicherheit nicht hingehören, eigentlich nicht leugnen. Die Schulmedizin selbst hat den Zusammenhang zwischen den fürchterlichen Schmerzen, die im Gewebe abgelagerte Harnsäurekristalle zum Beispiel am Großzehen-Grundgelenk verursachen, und einer einseitigen, falschen Ernährung aufgeklärt. Dieses »Podagra« (wörtlich »Fußfessel«) genannte Krankheitsbild hängt damit zusammen, dass die Betroffenen mehr Harnsäure erzeugende Nahrung zu sich nehmen, als sie problemlos verstoffwechseln können. In seiner Not lagert der Körper die entsprechenden Kristalle im Bindegewebe ab, weshalb es Sinn macht, von einer Ablagerung und Verschlackung zu sprechen, da es sich ja um Abfallprodukte des Stoffwechsels handelt, ähnlich wie bei der Verhüttung von Eisenerz aus sogenanntem Abraum riesige Schlackenhalden entstehen. Diese wachsen umso mehr an, je unreiner die Ausgangsstoffe der Verhüttung waren. Ganz ähnlich liegen die Verhältnisse in unserem Organismus, wie immer das Phänomen letztlich auch benannt werden mag.

Wenn die Schulmediziner es schließlich anerkennen müssen, werden sie sicher einen ganz anderen und möglichst spektakulären Begriff wählen. Als sie zum Beispiel nur ein paar Jahrtausende nach den Schamanen den Zusammenhang zwischen Seele und Abwehrkraft entdeckt hatten wie auch die Tatsache, dass geführte imaginäre Reisen und Meditationen wirken, nannten sie das nach ihrer Darstellung völlig neue Gebiet »Psychoneuroimmunologie«. Sei's drum, wir können froh sein, dass sie es schlussendlich entdeckt haben, so kann und darf es nun auch ihren Patienten zugutekommen.

Heute ahnen wir und können es großenteils schon wissenschaftlich belegen, dass etwa Milchprodukte den Organismus verschleimen, Glutenhaltiges ihn verklebt, was die negativen

Auswirkungen bei so vielen Symptomen und davon Betroffenen erklärt. Wir können also auch hier von Verschlackung sprechen.

Erst wenn es schon sehr spät und manchmal eigentlich schon zu spät ist, befasst sich auch die Schulmedizin mit Verschlackung, ja, sie verdankt ihr zentrale Einsatzgebiete. Sind die Herzkranzgefäße schon so verstopft und verengt, dass Herzschmerzen im Sinne der Angina Pectoris auftreten, gibt man als Notfallmedizin gefäßerweiternde Medikamente wie Nitroglyzerin. Dieser Sprengstoff kann immerhin die Schmerzen lindern, obwohl er das Problem nicht grundsätzlich beheben kann. Wenn das Ganze noch eine Stufe weiter eskaliert und beim Infarkt aufgrund eines kompletten Gefäßverschlusses ein Teil des Herzens abstirbt, ist der Notarzt selbstverständlich zur Stelle und versucht sein Bestes, wobei ihm jetzt aber leider nicht mehr viel möglich ist. Auch wenn sich die Arterien der Beine weitgehend arteriosklerotisch verschlossen haben und es zur Schaufensterkrankheit gekommen ist, bei der die Betroffenen sogar auf ebener Strecke nur noch kurze Distanzen zurücklegen können und dann vor jedem dritten Schaufenster verweilen müssen, werden Stents und Bypässe gelegt und Trainingsprogramme aufgestellt.

Wenn die Gehirngefäße dichtmachen und es zu Ausfallerscheinungen kommt, die an Alzheimer erinnern, verschreiben Schulmediziner eine Fülle von Mitteln, die im Wesentlichen eine große Gemeinsamkeit haben: Sie nutzen kaum gegen die Zeichen vorzeitiger Altersdemenz, aber umso mehr den Aktionären der entsprechenden Pharmafirmen. Die relevanteste Ausnahme, das tibetische Medikament Padma 28, kommt ausgerechnet aus einer alten Medizintradition, der man dergleichen Wirksamkeit vonseiten der Schulmedizin gar nicht zugetraut hätte. An der Universität Bern gelang es, tatsächlich nachzuweisen, dass diese Kräutermischung bei Arteriosklerose mess- und spürbar Wirkung zeigt. In deutlich geringerem Maß leisten das noch Extrakte vom Ginkgobaum. Der Rest ist vor allem Wunschdenken, in diesem Fall schulmedizinisches. Wobei gleich zu sagen ist, dass auch im Bereich der Alternativmedizin längst nicht alles so wirkt, wie es oft vollmundig versprochen wird.

Allerdings gibt es bei diesem bedrohlichsten der modernen Zivilisationsprobleme längst eine äußerst wirksame Hilfe, die inzwischen auch wissenschaftlich belegt ist, nämlich die Ernährungsumstellung auf pflanzlich-vollwertige Nahrung im Sinne meiner Bücher *Peace Food* und *Geheimnis der Lebensenergie*. Der bereits erwähnte US-Chirurg Dr. Caldwell Esselstyn von der Cleveland Clinic konnte in Studien mit schwer Herzkranken nachweisen, dass Patienten, die bis auf einen Becher Joghurt täglich kein Tierprotein erhielten, kaum noch Herzattacken erlitten und signifikant länger lebten als prognostiziert. Die Patienten aber, die auch noch den Becher Joghurt wegließen, erlitten keine weiteren Herzanfälle mehr und normalisierten ihre Lebenserwartung wieder vollständig. Auf Röntgenaufnahmen ihrer Herzkranzgefäße ließ sich sogar erkennen, wie bereits verschlossene Koronarien wieder aufgingen.

Diese Angiografien verdeutlichen uns einerseits, für welch gefährliche Schlackenbildung schon ein Becher Joghurt pro Tag verantwortlich sein kann, andererseits aber auch, welche Möglichkeiten in einer Ernährungsumstellung auf *Peace Food* liegen. Esselstyn geht davon aus, dass heute niemand mehr Herzprobleme erleiden müsste, sondern dass wir dieses Thema mit der auch wegen vieler anderer Krankheitsbilder überfälligen Ernährungsumstellung leicht überwinden könnten. Zu dieser spektakulären Studie war er durch die Beobachtung inspiriert worden, dass Norwegen während des Krieges und der langen Besatzung durch deutsche Truppen einen vollkommenen Rückgang der Herzinfarkte verzeichnete. Das lag daran, dass die Wehrmacht alles essbare Tierprotein requiriert beziehungsweise beschlagnahmt hatte. Mit Abzug der Truppen und Rückkehr der Schlachttiere hielten auch die Herzattacken wieder Einzug.

Die Hierarchie der Gesundheitsmaßnahmen

Krankheitsbilder-Deutung: Die Sprache des Körpers verstehen

Zum Thema Gesundheitsverhalten lässt sich zum einen mit Recht fragen, warum sich die relativ gebildeten Menschen in den Industrienationen einen Lebensstil leisten, der ihnen so wenig zuträglich ist, dessen leidvolle Konsequenzen abzusehen sind und zu großen Teilen sogar von der Schulmedizin vorausgesehen werden. Eine der Antworten darauf ist relativ einfach: Sie gewöhnen sich – ohne es recht zu merken – an ungesunde Lebensweisen. Ist ein Verhalten erst einmal eingefahren, befinden wir uns sozusagen in der »hedonistischen Tretmühle« und tun uns immens schwer, es nochmals zu verändern. Anfangs mögen uns Aufzüge und Rolltreppen dazu gedient haben, größere Höhenunterschiede leichter und schneller zu überwinden. Haben wir uns an diesen Komfort gewöhnt, benutzen wir sie statt der Treppe auch bei kurzen Wegen, ohne zu bedenken, wie sehr uns der Bewegungsmangel mittlerweile schadet. Das gilt in anderer, aber vergleichbarer Weise für Zucker wie für Alkohol und für übermäßiges Essen. Was anfangs angenehm und als Ausnahme in gewissen Grenzen tolerabel sein mag, kann sich verankern, auch wenn es mit der Zeit äußerst kontraproduktiv wird.

So entsteht auch Sucht. Wenn bei unserem ersten Glücksspiel die Geldstücke gleich lautstark klingelnd aus dem Automaten springen, ist das angenehm, wird von unserem Gehirn mit anderen ähnlich angenehmen Erfahrungen verknüpft und auch gleich gemeinsam verankert. Später hängt der Spielsüchtige dann seiner selbst nicht mehr mächtig an den einarmigen Banditen, die ihn unermüdlich und hemmungslos ausnehmen. Insofern sind die Aufsteller derartiger Maschinen durchaus als »Fallensteller« zu bezeichnen, wie aber auch solche Nahrungsmittelproduzenten, die ihre Angebote mit überreichlich Zucker, Salz, Fett, Milcheiweiß oder Gluten so anreichern, dass sie erst abhängig, dann dick und schließlich krank machen.

Diese Mechanismen sind inzwischen sowohl von der biochemischen als auch von der hirnphysiologischen Seite wissenschaftlich abgeklärt. Ebenso wie die Tatsache, dass dieser Prozess umkehrbar ist und die eingefahrenen Geleise wieder verlassen werden können. Letzteres macht zum Beispiel Prof. Dr. Gerald Hüthers Arbeit über das Lernen deutlich.[10] Veränderung ist also aufwendig, aber möglich – und erfreulicherweise auch jederzeit, selbst noch im fortgeschrittenen Alter. Das liegt an der inzwischen wissenschaftlich belegten, zeitlebens bestehenden Neuroplastizität unserer grauen Zellen. Oder anders ausgedrückt: Unser Hirn bleibt lebenslang eine Baustelle und kann sich den jeweiligen Bedürfnissen anpassen (mehr dazu findet sich im Buch *Das Alter als Geschenk* [siehe Anhang]).

Zum anderen lässt sich beispielsweise zum Thema Gicht auch nachfragen, warum sich die Harnsäure-Kristallnadeln ausgerechnet an einer so besonders wichtigen und schmerzempfindlichen Stelle des Körpers ablagern. Damit sind wir mitten in der Krankheitsbilder-Deutung.

Offenbar will uns unser über alle Maßen intelligenter Organismus über seine Symptome etwas sagen. Ganz konkret hindert er den Gichtkranken daran, sein bisheriges Leben fortzusetzen. Betroffene werden durch die Schmerzen gezwungen stillzuhalten, zur Ruhe zu kommen und in Ermangelung anderer Möglichkeiten in sich zu gehen und nachzudenken. Wie bei allen Krankheitsbildern aus dem rheumatischen Formenkreis wird äußere Bewegung verhindert und innere Bewegung nahegelegt. Solch ein Mensch hätte jetzt (endlich) die Gelegenheit, über sich und seine bisherige Lebensweise nachzudenken und entsprechende Konsequenzen zu ziehen.

Die Lehren der traditionellen Medizin

Die Phänomene der Verschlackung und Vergiftung führen recht schnell zu psychosomatischen, seelischen und sozialen Fragen. Aus diesem Grund und da der Ort der Symptomentstehung so unterschiedlich sein kann, ist es notwendig, etwas auszuholen. Bevor wir uns in die Praxis der Detox-Maßnahmen stürzen und erst recht in das große Thema Loslassen, ist es sinnvoll, die verschiedenen Maßnahmen in sinnvolle Ordnung und Reihenfolge zu bringen. Hierfür bietet sich ein Modell an, das für die bewährte traditionelle chinesische, indisch-ayurvedische und tibetische Medizin als typisch gilt. In deren jahrhundertealter Praxis soll es undenkbar gewesen sein, an eigenen therapeutischen Misserfolgen auch noch zu verdienen, wie das in der modernen westlichen Medizin vielfach traurige Realität geworden ist.

Trotz aller Bekundungen und Maßnahmen zur Vorsorge seitens der Kassen und der Ärzteschaft müsste ein Arzt nach unserem System heute um seines wirtschaftlichen Erfolgs willen vornehmlich daran interessiert sein, sich seine Kranken als solche zu erhalten. Sie rasch gesunden zu lassen, sodass sie im nächsten Quartal nicht wiederzukommen brauchen, wäre prinzipiell geschäftsschädigend. Das Einkommen eines niedergelassenen Arztes bemisst sich an der Höhe seines Patientenaufkommens nicht an erzielten Heilungen. Es dadurch zu reduzieren, dass er die Menschen seiner Gemeinde zu einem immer bewussteren und selbstständigeren Gesundheitsverhalten erzieht und ihnen Maßnahmen der Selbstheilung beibringt, kann gar nicht in seinem ökonomischen Interesse liegen. Die Entwicklung der modernen Medizin zeigt, wie auf Dauer Idealismus kaum Chancen gegenüber ökonomischen Interessen hat. Die Missstände in praktisch allen Gesundheitssystemen der Industrienationen lassen sich großenteils auf dieser Ebene erklären. Und Ähnliches gilt entsprechend leider auch für Heilpraktiker. Systeme, die vom Misserfolg profitieren, werden diesen auf Dauer hervorbringen.

Folglich können sich mit dem gegenwärtigen System grundsätzlich kaum sinnvolle Lösungen abzeichnen, denn welcher Berufsstand würde schon auf Dauer gegen die eigenen Interessen arbeiten? Immer mehr Menschen suchen deshalb auch ihr Heil in der Flucht aus dem vielfach zugleich krank machenden wie die Krankheit erhaltenden System. Doch diese gut verständliche Abstimmung der Bevölkerung mit den Füßen ist ebenfalls nicht unproblematisch, da man sich in der Fülle der alternativen Angebote nur zu leicht verirren und vom Regen in die Traufe kommen kann.

Die alten östlichen Traditionen bieten hier verblüffende Alternativen. Im klassischen China, weiß die Legende, wurden Ärzte nur honoriert, solange die ihnen anvertrauten Menschen gesund blieben. Insofern war zum Beispiel die – heute bei uns schlechthin als »chinesische Medizin« bekannte – Akupunktur damals keineswegs sehr beliebt, zeigte ihr Einsatz doch, dass der Arzt im Vorfeld »versagt« hatte und jetzt mit recht invasiven Methoden versuchen musste, bereits entstandenen Schaden zu begrenzen. Nach traditioneller Vorstellung wäre es besser gewesen, wenn sich die Beschwerden noch mit einer leichten Druckbehandlung der entsprechenden Punkte im Sinne der Akupressur hätten beheben lassen. Dem vorzuziehen aber wäre gewesen, der Arzt hätte seinen Patienten rechtzeitig zum Beispiel entsprechende Qigong-Übungen gezeigt, um den Fluss der Lebensenergie (Qi) wieder zu normalisieren, beziehungsweise er müsste die Übung gar nicht erst im Akutfall vermitteln, sondern der Patient hätte sie schon lange vorher von ihm erfahren und bräuchte sie nur anzuwenden. Optimal wäre aber, der Arzt hätte alle Mitglieder der Gemeinde lange im Vorfeld wirkungsvolle Maßnahmen wie etwa Tai-Chi-Übungen und die richtige Ernährungsweise gelehrt. Mit deren Hilfe hätten sie jeden Tag die Energien in ihrem Organismus so in Einklang mit ihrer Natur und den Anforderungen des Lebens bringen können, dass sie des Arztes überhaupt nicht bedurft hätten, weil es gar nicht erst zu Notfällen gekommen wäre. Ein solches Vorgehen kann sich jedoch auf Dauer natürlich nur ein Arzt leisten, der an Gesundheit und nicht an Krankheit verdient.

Der Weg zu Gesundheit in eigener Regie steht aber andererseits jedem Einzelnen offen. Jene Ärzte können dabei natürlich auch helfen, die trotz des gegenwärtigen Systems dafür offen geblieben sind, ständig Patienten an die Gesundheit zu verlieren. Wer durch Bücher, Filme, Meditationen, Vorträge, Seminare und Beratungen regelmäßig neue Patienten auf diese Spur ins »Feld ansteckender Gesundheit« führt, muss sich weder um Patienten noch um sein ärztliches Selbstverständnis sorgen. Er wird auch automatisch zu einer entsprechenden Hierarchisierung angewandter Heilmaßnahmen neigen.

Die Rangfolge der Heilbehandlungen

Die Traditionelle Chinesische Medizin (TCM) ging bei der Gesundheitspflege sehr konsequent vor. Sie stellte folgerichtig in der Hierarchie der angewandten Maßnahmen das Gesundheitsverhalten der Patienten über konkrete Eingriffe des Arztes. Bei ihr rangierte demnach die richtige Ernährung über der inneren Medizin mit ihren Kräuterpillen. Arzneien standen durchaus bereits im Altertum zur Verfügung. Sie waren zwar weniger durchschlagend in ihrer Wirkung, aber dafür in der Regel auch weniger mit Nebenwirkungen behaftet als heutige chemische Medikamente der inneren Medizin. So weit war in unserer Medizintradition im Übrigen auch schon der bereits genannte Hippokrates von Kos, der seine berühmte Empfehlung gab: »Eure Nahrung sei eure Medizin, eure Medizin sei eure Nahrung.« In dieser Hinsicht machen wir gerade weltweit enorme Fortschritte mit der auch wissenschaftlich forcierten Entdeckung pflanzlich-vollwertiger Kost im großen Stil und als neuem Lebensstil zur Rettung unserer selbst, aber auch der Mitwelt und ihrer Geschöpfe.

Über der richtigen, gesunden Ernährung rangierte im alten China noch die typgerechte Ernährung, denn dort war damals bereits klar, was wir heute erst wieder herausfinden, nämlich dass es keine gesunden Lebensmittel für alle in allen Situationen gibt, sondern jeder Mensch (s)eine individuell passende Nahrung braucht, etwa im Hinblick auf sein persönliches Wärmebedürfnis (Genaueres über den persönlichen Typ und die zu ihm passende Kost findet sich im Buch *Geheimnis der Lebensenergie* [siehe Anhang]).

Im Ansatz erkennen inzwischen auch bei uns immer mehr Gesundheitstrainer und sogar -politiker, dass Verhalten und Motivation entscheidender sind als konkrete Reparaturschritte. Bewegungsübungen, Ernährungsformen und Entspannungsmethoden können nur nachhaltige Erfolge bringen, wenn sie Teil eines umfassenden Gesundheitskonzepts und -verhaltens sind. Die Praxis zeigt jedoch, wie häufig Appelle ans Gesundheitsverhalten wirkungslos verhallen. Die Menschen verstehen sie wohl, allein sie folgen ihnen oft nicht. Der Grund liegt in den individuellen Entwicklungs- und Lebensgeschichten mit ihren Verstrickungen und Belastungen; die Spuren gegenwärtigen Fehlverhaltens lassen sich weit zurückverfolgen. Hier liegt bei vielen ein wesentlicher Grund für not-wendige, das heißt die Not wendende Psychotherapien. Nur wer seine eigene Vergangenheit aufräumt und mit ihr wirklich fertigwird, kann die alten Zeiten und Muster hinter sich lassen. Idealerweise erkennt er – bestenfalls ohne Wertung –, wie ihm das heute so schädliche Verhalten anfangs durchaus geholfen hat, weshalb sein Gehirn es in bester Absicht integrierte. Nur wer solche Zusammenhänge und Verknüpfungen durchschaut, kann sie wieder aufgeben zugunsten sinnvollerer Alternativen. Denn auch Sinn hat etwas enorm »Anmachendes«, wie schon der österreichische Neurologe und Psychiater Viktor E. Frankl (1905–1997) erkannte und in der Logotherapie umsetzte.[11] Das Loslassen der Vergangenheit wiederum ist die Voraussetzung dafür, wirklich frei für die Gegenwart zu werden. Eine Erfahrung, die die Schattentherapie im Heilkunde-Zentrum in Johanniskirchen seit Jahrzehnten bezeugt.

So ist es wenig erstaunlich, wenn in der alten chinesischen Tradition der richtige Umgang mit den Emotionen noch über dem Verhalten eingeordnet wurde – und darüber der richtige Umgang mit den Gefühlen. Damit sind wir also auf der Ebene der Psychotherapie angelangt und finden sie folgerichtig oberhalb der körperorientierten Medizin in der Hierarchie angesiedelt, so wie es im Wort »Psychosomatik« auch noch zum Ausdruck kommt (griechisch *psyché* [Seele] und *sõma* [Körper]). Die Seelenwelt bestimmt sehr weitgehend unser Verhalten, nicht nur das in gesundheitlicher Hinsicht. Also fiel die Sorge für die Seele im alten China ebenfalls in die Verantwortung des Arztes. Viele westliche Medizinlehrer erkannten das schon relativ früh in ähnlicher Weise und wurden zu Lebensreformern, die auf die Eigenverantwortung des Menschen setzten, wie etwa Sebastian Kneipp (1821–1897) oder Max Bircher-Benner (1867–1939). Entsprechende Hinweise zur Lebensführung finden sich auch in den Werken des schwedischen Ernährungsreformers Are Waerland (1876–1955) und des Arztes Max Otto Bruker (1909–2001).[12] Sie alle versuchten, an die Selbst- oder Eigenverantwortung des Einzelnen zu appellieren.

Bei uns fiel dieser der Medizin übergeordnete Aspekt des Seelischen in grauer Vorzeit den Priesterärzten zu und ging dann als

Seelsorge in die Verantwortung der Kirchen über. So wie der traditionelle chinesische Arzt die entsprechenden Lebensgrundsätze – zum Beispiel das Gebot der Mäßigkeit – aus den heiligen Schriften seines Kulturraums ableiten konnte, fanden die Priester ihre Leitlinien in der Bibel, wo es etwa heißt, wir sollten unserem Herzen Luft und jedenfalls aus ihm keine Mördergrube machen. »Die Emotionen herauslassen« soll das ja wohl heißen, und das befindet sich damit in weitgehender Übereinstimmung mit den Erkenntnissen moderner Psychosomatik, wie gesehen inzwischen sogar mit wissenschaftlichen Studien untermauert.

Über dem Seelenbereich rangierte in den alten Zeiten der Medizin nur noch das Bewusstsein und damit zugleich die Ebene der Meditation. Darin ähnelten sich fast alle traditionellen Hochkulturen. In tiefer Versenkung, im Gebet, in der Kontemplation oder Meditation sahen die Menschen die Chance, Verbindung zum Göttlichen, zur Einheit herzustellen. Eins mit Gott zu werden oder in der Einheit aufzugehen, das war das zentrale Anliegen ihres Lebens. Dabei ist es natürlich unwesentlich, wie die Einheit umschrieben und benannt wird, ob »Nirwana« oder »Paradies«, »Himmelreich Gottes« oder »Samadhi«. Über mögliche Einheitserfahrungen irgendwann endgültig eins mit der Schöpfung zu werden ist bis heute das Ziel spirituell suchender Menschen und zugleich der wirksamste Schritt des Loslassens und die tiefste Form von geistig-seelischer Entgiftung, weil schlagartig aller Ballast losgelassen werden kann.

Aus diesem Bewusstseinszustand würden sich nicht nur alle Leiden an Verschlackung relativieren und auflösen, solche Zustände würden auch nicht mehr entstehen, da die solcherart Erwachten und in die Einheit Eingegangenen sich automatisch im Einklang mit den Natur- oder Schicksalsgesetzen verhalten würden. Die Pyramide unserer Gesundheit (siehe auch die Abbildung auf Seite 42) ließe sich also am einfachsten von oben in Ordnung bringen, denn wie der Volksmund weiß, fegt sich jede Treppe am einfachsten von oben nach unten.

Offensichtlich haben sich im modernen Leben der Industrienationen die Akzente in eine andere Richtung verschoben. Der Himmel, Gott und die Einheit sind in weite Ferne gerückt, und materielle Bedürfnisse wurden immer bestimmender. Geld regiert die Welt mehr denn je. Als Repräsentant der Materie wäre es in der Gesundheitspyramide jedoch ganz unten angesiedelt.

Meditation als höchste Stufe der Detox-Maßnahmen

Die Spitze der Gesundheitspyramide ist auch die wichtigste und höchste Ebene aller Detox-Maßnahmen: des Entgiftens, Entschlackens und Loslassens. Wer auf dieser hohen Ebene das Gift aus seinem Denken ausscheiden und die seinen Geist behindernden Schlacken lösen kann, ist bereit für das letzte und große Loslassen, das alle anderen Probleme auf den untergeordneten Ebenen automatisch mit(er)lösen kann.

Dass die Meditation ihren Platz so weit oben in der Pyramide findet, mag moderne Menschen erstaunen. Aber da die Meditation vor allem und zuerst auf das Bewusstsein zielt, rangiert sie seit alten Zeiten ganz selbstverständlich an der Spitze. Es gibt zwar eine Fülle von Meditationsrichtungen mit verschiedenen speziellen Techniken, aber alle haben zumindest eine Gemeinsamkeit: Sie wollen zur Mitte und damit zur Einheit führen – und zum Loslassen von allem Anhaften, was letztlich auf dasselbe hinausläuft. Wer in seiner Mitte (lateinisch *medium*) angekommen ist, muss zuvor von allem Äußeren losgelassen haben, im Augenblick des Hier und Jetzt angekommen sein und allen Widerstand gegen das Leben aufgegeben haben. Dieses Aufgeben des Widerstands ist ein ganz entscheidender Punkt und allen Definitionen von Einheit gemeinsam, denn es gibt natürlich je nach Tradition völlig verschiedene Begriffe und Beschreibungen für einen so hohen Grad an absoluter Gelassenheit. Wem dieses größte Loslassen, das des eigenen Ego, gelingt, der hat das Ziel erreicht, das alle anderen Ziele einschließt.

Da neben Verständnis und bewusster Akzeptanz Meditation ein Weg zu diesem Ziel ist, wie es im Namen noch anklingt, ist es offensichtlich, warum sie in der Pyramide der Gesundheit die oberste Stelle einnimmt. Mit dem Aufgeben des Anhaftens, wie es etwa Buddhisten beschreiben, verschwindet auch wie von selbst das Gift aus den Gedanken, da eine Aussöhnung mit allen Wesen und Dingen eintritt. Man erkennt sich in allem wieder und in allem dieselbe göttliche Essenz, die Einheit. Etwaige noch im Körper verbliebene Schlacken ließen sich, sofern das für den Entwicklungsweg noch wichtig sein sollte, relativ leicht lösen, da alle Motivation im Einklang mit den Schicksalsgesetzen ist.

In einer so materialistischen Zeit und Welt wie unserer mögen solche Ausführungen reichlich abgehoben klingen. Wir sind es sogar gewohnt, dass Meditation als Mittel zum Erreichen weltlicher, materieller Ziele propagiert wird. Doch wer auf dem Gebiet der Medizin etwas in Richtung Gesundung und Heilung erreichen will, muss die Menschen dort abholen, wo sie sind. So werden nicht nur Werbestrategien für Meditation dieser Situation angepasst, auch ich werde sehr konkrete Hinweise geben, die aber, selbst wenn sie am Körper ansetzen, doch auf Seele und Bewusstsein zielen.

Natürlich lassen sich auf allen Ebenen Detox-Maßnahmen vornehmen. Aber die Erkenntnis, dass »der Fisch am Kopf zu stinken beginnt«, wie der Volksmund weiß, sollten wir immer im Auge behalten, besonders in einer Zeit, die dazu neigt, untere materiellere Ebenen überzubetonen und obere immaterielle und spirituelle zu vernachlässigen.

Zum großen Glück moderner, materiell eingestellter und auf Wissenschaft fixierter Menschen hat der emeritierte Professor Jon Kabat-Zinn[13] von der University of Massachusetts Medical School in Worcester uralte Exerzitien und Meditationsübungen der Achtsamkeit und Aufmerksamkeit wissenschaftlich untersucht und ihren großen Wert in Studien belegen können. So erlebt die von ihm propagierte »Mindfulness-Based Stress Reduction« (»Achtsamkeitsbasierte Stressreduktion«) nicht nur in den Vereinigten Staaten einen ungeheuren Popularitätsboom. Natürlich verbirgt sich hinter Zazen oder Vipassana im Prinzip nichts anderes, aber seitdem die US-Amerikaner das Thema entdeckt haben, steht (s)einem Welterfolg offensichtlich nichts mehr im Wege.

Spitzenmedizin statt ABM-Maßnahmen für Ärzte

Echtes Entgiften und Entschlacken und erst recht Loslassen kann langfristig also nur gelingen, wenn es die oberen Bewusstseinsebenen einschließt. Folglich ist es sehr unklug, alle möglichen Probleme erst auf die unterste materielle Ebene sinken zu lassen und zu hoffen, dass die Chirurgie es dort schon noch richten wird. Das ist auf Dauer zu schmerzhaft und teuer. Um in unserem obigen Beispiel zu bleiben: Selbst wenn die Schulmedizin geduldig abwartet, bis sie ihre Stents und Bypässe implantieren kann, wäre es ungleich vorteilhafter, auf höheren Ebenen einzugreifen und Gefäßverschlüsse und Blockaden gar nicht erst entstehen zu lassen, sondern zum Beispiel durch die rechtzeitige Ernährungsumstellung auf pflanzlich-vollwertig, aber vor allem dadurch vorzusorgen, dass man das eigene Leben und die Lebensenergie in Gestalt des Blutes im übertragenen Sinne in Fluss hält.

Es wäre geschickter, billiger, weniger schmerzhaft und folglich angenehmer, Probleme auf höheren, weniger materiellen Ebenen anzugehen und zu lösen. Falls sie dort entstanden sind, ist es sogar die einzige langfristig befriedigende Möglichkeit. Einen Rheumatiker aufwendig und ebenso schmerz- wie kostenintensiv bis zum Gelenksersatz zu versorgen, ist sicher weniger sinnvoll, als ihn frühzeitig das Problem seiner inneren geistig-seelischen Unbeweglichkeit durchschauen zu lassen, ihm Wege zur Entschlackung des Bindegewebes etwa durch Fasten zu zeigen und ihn daran anschließend seiner Gesundheit zuträgliche Möglichkeiten der Ernährung lernen zu lassen. Dies kann die Eskalation der Probleme auf die chirurgische Ebene verhindern.

Wie schlecht organisiert muss eine Gesellschaft sein, deren Orthopäden mittels Sehnenplastiken viel Geld damit verdienen, gerissene Sehnen zu verlängern! Und das nur, weil niemand es für notwendig hält, den Menschen beizubringen, dass man verkürzte, das heißt benutzte Muskeln nach der Anstrengung wieder dehnen muss, damit sie ihre ursprüngliche Länge behalten und die Sehnen gar nicht erst reißen.

Natürlich ist dies kein Vorwurf an die Orthopäden beziehungsweise Chirurgen, denn wenn sie das Skalpell ansetzen, ist es oft schon zu spät für Dehnübungen. Allerdings ist nicht zu übersehen, wie einige wenige Orthopäden viele der heute reflexhaft operierten Beschwerdebilder mit einfachen Dehnübungen noch erfolgreicher, weil weniger aufwendig behandeln. Von der Mehrheit der Orthopäden aber ist nicht zu erwarten, dass sie beispielsweise in die Schulen gehen und sich in den Turnunterricht einmischen, um aufzuklären und vorzubeugen. Wer aber könnte es dann tun?

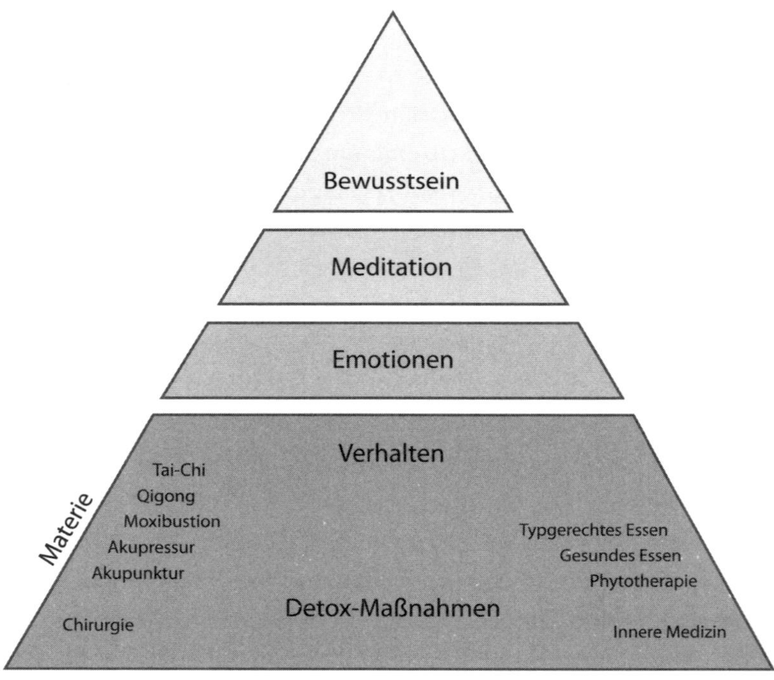

In mancher Hinsicht sind wir durch unsere zunehmende Spezialisierung gerade auch in der Medizin zu solch einfachen Wegen von oben nach unten in der Pyramide kaum noch fähig. Heute wird beispielsweise massenhaft das sogenannte Karpaltunnelsyndrom operiert, während einfache Dehnübungen der Arme operative Eingriffe weit im Vorfeld verhindern könnten. Aber welcher Orthopäde sieht seinen Patienten rechtzeitig genug? So viel heute auch von ganzheitlicher Medizin gesprochen wird – die fortschreitende Spezialisierung im Rahmen der etablierten Medizin lässt ihr wenig Chancen.

Es wäre so einfach, leicht und genussvoll, den Problemen auf den oberen Ebenen, den Ebenen des Bewusstseins, zu begegnen – dort, wo sie entstanden sind und sich auch gut lösen lassen. Wir brauchen also eine Spitzenmedizin, und damit ist natürlich nicht die eminenz-basierte Medizin der Universitätskoryphäen gemeint, sondern die der Spitze der Gesundheitspyramide.

Wie ungleich wirksamer die höchsten Ebenen der Hierarchie sind, weiß jeder, der Erfahrungen mit Hierarchien in Wirtschaft, Wissenschaft und Politik hat. Was das Bewusstsein angeht, sind diese Erfahrungen noch eindrucksvoller. Eine einmalige Einheitserfahrung kann das ganze bisherige Leben relativieren und ihm eine völlig neue Perspektive geben. Das hat damit zu tun, dass unser Gehirn in diesem Moment eine Erfahrung macht, die alles Bisherige überragt und durchdringt. Es erkennt das Erlebnis allumfassender Verbundenheit aus den ersten Wochen und Monaten des freien, schwerelosen Schwebens im Mutterleib wieder, die so viel stärker war als all die kleinen später erlebten Annehmlichkeiten. Möglichkeiten und Methoden, um Einheitserlebnisse zu erfahren, habe ich in dem Buch *Schwebend die Leichtigkeit des Seins erleben* (siehe Anhang) zusammengetragen. Im Grunde handelt es sich hierbei generell um Übungen und Anleitungen zum Loslassen.

Gesundheit in eigener Verantwortung und auf höchster Ebene

Da die etablierte Medizin Schlacken und Ablagerungen weitläufig ignoriert, bleibt Betroffenen nichts anderes übrig, als Alternativen zu suchen. Hier bietet sich die Komplementärmedizin an, die ihre Aufgabe darin sieht, das System der Schulmedizin zu vervollständigen, eben zu komplementieren, nicht etwa zu ersetzen, wie der Name »Alternativmedizin« nahelegen mag. Neben den sich heute in Fülle bietenden Angeboten von Heilpraktikern und naturheilkundlichen Ärzten versprechen die in eigener Regie durchgeführten Maßnahmen die besten Ergebnisse, zumal sie beliebig mit ersteren Möglichkeiten kombinierbar sind. Während die medizinischen Eingriffe auf der unteren, materiellen Ebene professionellen Therapeuten vorbehalten bleiben, sind es gerade die überlegenen und besonders wirksamen Maßnahmen der oberen, weniger materiellen Ebenen, die jeder nach eigenem Gutdünken durchführen kann. Selbst bei notwendigen Eingriffen in die Körperlichkeit unterster Ebenen ist immer noch zusätzlich zu übergeordneten Begleitprogrammen in Eigenregie zu raten.

In Kliniken kann man heute davon ausgehen, dass die Benutzung von Meditations-CDs oder entsprechenden Downloads zum eigenen Krankheitsthema wenigstens geduldet wird. Zu Hause könnten diese in der Gesundheitspyramide weit oben rangierenden Optionen den unbehinderten Vorrang haben. Auch das ist ein weiterer Grund, den Problemen möglichst daheim in Eigenregie vorzubeugen und sie gar nicht erst bis zum Klinikaufenthalt oder zur Konsultation bei Medizinern eskalieren zu lassen – ganz abgesehen von den nicht zu unterschätzenden Gefahren, die bei Ersterem durch resistente Krankenhauskeime und bei Letzterem durch andere Komplikationen drohen.

Meditation, die Chance, auf der obersten Ebene ins Geschehen einzugreifen, ist immer der eigenen Verantwortung anheimgegeben. Sie ist nicht wirklich delegierbar, auch wenn andere durchaus für einen meditieren und beten und so zum Feld von Regeneration und Heilung beitragen können. Bei geführten Meditationen, der einfachsten und für westliche Menschen wohl auch am raschesten erlernbaren und von Anfang an leicht einsetzbaren Form, geht es zwar nur vermittelt um das letzte Loslassen (des Ego), aber man greift doch so weit oben in der Pyramide ein, dass alle darunterliegenden Maßnahmen wirksam gefördert werden.

Die Methode ist ideal kombinierbar mit jener der Krankheitsbilder-Deutung, wie sie umfassend in meinem Buch *Krankheit als Symbol* zum Ausdruck kommt. Da der allgemein verbreiteten Verschlackung und Vergiftung eine unübersehbare Zahl von Symptomen anzulasten ist und Hunderte Milliarden Kosten allein aufgrund der Fehlernährung in der Bundesrepublik entstehen, können hier nicht annähernd alle diesbezüglichen Merkmale besprochen werden. Letztlich müsste man sogar das erst in den letzten Jahrzehnten aufgekommene Krankheitsbild des Tinnitus hinzurechnen, handelt es sich doch um eine Art Stress- und Lärmvergiftung. Die Betroffenen haben viel zu lange viel zu viel um die Ohren gehabt und viel zu wenig auf ihre innere Stimme gehört. Durch ihr Symptom der Ohrgeräusche werden sie nun dazu gezwungen, auf diese innere Stimme zu hören, und fangen in der Regel wirklich engagiert an, nach (innerer) Ruhe zu suchen. Auf ihrem Weg von Spezialist zu Spezialist gelangen viele von sich aus zu der Erkenntnis, dass es letztlich um innere Ruhe geht und die Suche nach Ruhe vor dem eigenen Ohrgeräusch nur der Anfang sein kann.

Allein mit den Symptomatiken, die mit körperlicher Übersäuerung verbunden sind – einer weiteren modernen Form der Verschlackung und manchmal sogar Vergiftung –, könnte man Bücher füllen, denn so viele Krankheitsbilder, einschließlich Krebs, beruhen darauf. Insofern ist es naheliegend, sich in eigener Regie die individuellen Symptombilder vorzunehmen, wie sie in *Krankheit als Symbol* »(an)gedeutet« sind, und auf der inneren Bilderebene in geführten Meditationen individuell zu interpretieren, zu verstehen und in ihren Botschaften anzunehmen. Für viele Symptombilder stehen spezielle CDs und Downloads zur Verfügung (siehe Anhang). Die übrigen lassen sich mit allgemeinen geführten Meditationen wie »Selbstheilung« oder »Innerer Arzt« verstehen und verarbeiten. Dies ist in der Gesundheitspyramide eine hohe Ebene geistig-seelischer Detox-Maßnahmen.

Den Tag zurückerobern

Der moderne Tagesablauf ist für viele beschwerlich geworden: Das Tagewerk scheint oft kaum mehr zu schaffen zu sein, oder aber es wird zu langweilig, und der Feierabend ist keine wirkliche »Feier« mehr. Über 70 Prozent der deutschen Angestellten sollen der *Frankfurter Allgemeinen Zeitung*[14] zufolge nur noch Dienst nach Vorschrift machen, was einer innerlichen Kündigung nahe kommt. Der dadurch entstehende Schaden für die Wirtschaft macht mir als Arzt dabei weniger Sorgen, aber umso mehr der für die Seelen der Betroffenen. Wer im inneren Widerstand arbeitet, lebt den Großteil seiner Zeit in Frustration, vergiftet sich damit seine Lebensstimmung und vergeudet wertvolle Lebenszeit. Am Montagmorgen hofft er auf den Abend, eigentlich schon auf den Freitag, und im Januar bereits auf den Juli. Wer sich so durchs Leben schleppt, hat in der Regel keinen Sinn in seinem Tun gefunden. Tatsächlich bieten bei Sinnmangel auch weder Feierabende noch Ferien Anlass zu wirklicher Freude und tiefem Glück. Diese Zweidrittelmehrheit der Angestellten, die wiederum die Mehrheit der Bevölkerung ausmachen, schleppt sich durchs

Leben und ist von Burn- und Bore-out, von Depression und sogar Suizid bedroht. Tatsächlich ist beim Burn-out nicht das Zuviel an Arbeit unser Hauptproblem, sondern der Mangel an deren Sinn. Es gibt sehr viele Menschen, die unglaublich viel arbeiten und schaffen, aber für ihr Anliegen und die Arbeit »brennen« und keineswegs am Burn-out leiden – mich selbst schließe ich da ein.

Man kann also auch an wenig sinnvoller Arbeit und Unterforderung wie vor Langeweile (englisch *boredom*) seelisch und körperlich zugrunde gehen. Wenig mag das Leben so vergiften wie Sinnmangel, wie es schon die berüchtigte »Null-Bock-Generation« demonstrierte, ebenso auch die sogenannten Couchpotatos, die mit dreißig im Hotel Mama noch nicht auschecken wollen. Dem Heer derjenigen, die nur noch Dienst nach Vorschrift leisten oder bereits innerlich gekündigt haben, aber wegen äußerer Zwänge weiter zur Arbeit gehen, werden Vor- und Nachmittag zur (Be)Last(ung) und manchmal regelrecht zur Qual, die vom »Feierabend« nicht gemildert wird. Wäre das immer so gewesen, dass der Abend die Zeit ist, in der das Primär- (der ungeliebte Job) ins Sekundär-Elend (das wahllose Fernsehen) übergeht, wäre es wohl auch nie zur Wortschöpfung »*Feier*abend« gekommen.

Stundenlanges Ab- und Durchhängen vor der »Glotze« schadet obendrein der Gesundheit und erhöht die Wahrscheinlichkeit, an Demenz zu erkranken, ebenso wie jeder zusätzliche Zentimeter Bauchumfang und jede Schachtel Zigaretten, was mittlerweile hinreichend viele Studien belegen. Solche Abende verheeren aber vor allem zusätzlich die Nacht, indem sie die Seele belasten und den Geist vermüllen. Hier wären also die Detox-Maßnahmen Entgiften, Entschlacken und Loslassen besonders notwendig (siehe auch den Abschnitt »Die – fast unbemerkte – Lichtvergiftung«).

Filmabende und traumreicher Schlaf als Detox-Maßnahmen

Wo aber kann man ansetzen? Da bietet sich vor allem und oft fast ausschließlich der Abend an, denn in dessen Gestaltung wird uns in der Regel kaum jemand hineinreden. Andererseits sind nicht so viele Menschen willens, gravierende Maßnahmen zur Veränderung zu ergreifen, sondern auch in misslichen Situationen eher daran interessiert, im Grunde alles zu lassen, wie es ist. Ein kleiner Schritt scheint da verblüffend geeignet zu sein, sie peu à peu aus der Lethargie zu befreien. Statt sich einem unkontrollierten Fernsehabend mit all seinen Nachteilen auszusetzen, wäre es beispielsweise leicht möglich, sich für einen guten Spielfilm zu entscheiden. Die meisten hoffen während ihrer Fernsehagonie ohnehin darauf und werden nur allzu oft enttäuscht.

Zum Glück gibt es eine ganze Schatztruhe ausgezeichneter Filme, die sich in den letzten Jahrzehnten überreichlich gefüllt hat. Beim Bestreben, Beratungen zu vertiefen und zu erweitern und vor allem nachhaltiger zu gestalten, haben wir ständig nach weiteren Filmen Ausschau gehalten. Anfangs empfahlen wir begleitend die Lektüre bestimmter Bücher, allmählich haben wir diesbezüglich auf Filme umgestellt, die uns – ähnlich wie in guter Literatur – mit ihren verschiedenen Rollenbildern helfen können, unsere eigene Rolle besser zu durchschauen. Tatsächlich spielen wir alle Rollen im Leben, und wer sie erkennt und bewusst erlebt, kommt im Alltag besser zurande. Wer sich so zum Tagesende tiefere Seelen-Bilder-Ebenen zu Gemüte führt, kann dem Drehbuch seines eigenen Lebens näherkommen und darin eine Art Masterplan entdecken, was in der persönlichen Sinnfindung unterstützend wirkt und die Entrümpelung des Lebens von Überflüssigem ungemein erleichtert.

In unserem Buch *Die Hollywood-Therapie: Was Filme über uns verraten* haben meine erste Frau Margit und ich über 120 Filme mit ihren tieferen Deutungsebenen gesammelt. In den letzten Jahrzehnten konnten wir nämlich erleben, wie sehr sie Lebenswege bereichern und klarer erkennen lassen. In Filmen können wir erfahren, wie schädlich und giftig manche Lösungsansätze sind und ein Loslassen verhindern. Die richtigen Deutungen können es uns ermöglichen, uns entsprechende Sackgassen zu ersparen und aus fremden Fehlern zu lernen, in Enttäuschungen anderer die Zusammenhänge zu durchschauen und uns selbst davon zu verschonen.

Während wir unsere Probleme klären, unsere ureigene Rolle finden und erleichtert das Drehbuch unseres Lebens durchschauen, lernen wir bei guten Filmen – gleichsam en passant – auch die Spielregeln des Lebens kennen, die Schicksalsgesetze. Und jedes Spiel lässt sich so viel leichter leben, wenn wir seine Regeln kennen. Da wir die Filme, die natürlich keineswegs alle aus Hollywood stammen, nach den Ur- und Lebensprinzipien sortiert haben, lernen wir – ebenfalls nebenbei –, uns in der Welt der Archetypen zurechtzufinden.

Lernen macht glücklich, wie uns die moderne Glücksforschung verrät. Wer seine Abende – solchermaßen »nebenbei lernend und horizonterweiternd« – zunehmend glücklicher verbringt, wird mit wachsender Freude in die Seelenbilderwelten der Spielfilmbilder eintauchen und nicht nur Feierabende feiern, sondern auch seine Nächte besser vorbereiten und träumend genießen. Denn in ihnen geht es ebenfalls vorrangig um die Seelenbilderwelten der Träume, die so wieder bewusstem Erleben zugänglich werden und neue Lebendigkeit schenken. Mit einem erhebenden Abend und einer guten Nacht erobern wir uns den ganzen archetypisch weiblichen Pol des Tages – und das sind Abend und Nacht – und unserer Wirklichkeit zurück.

In Letzterer entgiften, entschlacken und entrümpeln wir den Organismus und insbesondere – wissenschaftlich nachweislich – unser Gehirn. Das von der Schulmedizin bei der Entstehung von Alzheimer vor allem angeschuldigte Beta-Amyloid, aus dem Alzheimer-Toxin entsteht, wird ausschließlich in den nächtlichen Tiefschlafphasen abgebaut. Insofern ist guter Schlaf für unsere Denkzentrale und sicher auch für andere Organsysteme die entscheidende Detox-Maßnahme. Der US-amerikanische Psychiater Dale Bredesen[15] verordnete deshalb in einer beeindruckenden Studie zehn Alzheimer-Patienten verschiedener Stadien Melatonin (das sogenannte Schlafhormon, das normalerweise von der Zirbeldrüse produziert wird), um ausreichend Schlaf sicherzustellen. Die Veränderungen des Lebensstils, die neben guter Nachtruhe eine Umstellung auf entsprechend entgiftende, pflanzlich-vollwertige, weitgehend tierprotein- und gänzlich glutenfreie Ernährung umfassten, aber auch sinnvolle Bewegung, sorgten dafür, dass neun der Probanden wieder gesund wurden. Der eine Patient, bei dem das Krankheitsbild schon zu weit fortgeschritten war, erlebte immer noch deutliche Besserungen (mehr zu dieser Art spezieller Entgiftung und Entschlackung zur Therapie und Vorbeugung von Demenz in dem Buch *Das Alter als Geschenk*).

Regeneration als Detox-Maßnahme

Wer sich und seine Seele nach einem erfüllten Abend in den Seelenbilderwelten guter Filme in der folgenden Nacht mit Träumen beschenkt, die er bewusst erlebt und an die er sich erinnert, macht Psychotherapie der natürlichsten Art und wird am Morgen wacher und besser (ein)gestimmt sein. Wer solcherart erfrischt erwacht, könnte sich zu Beginn des Tages gleich Lebensenergie holen mit einem kleinen Spaziergang, bei dem er sich – so er durch die örtlichen Gegebenheiten denn die Möglichkeit dazu hat – geeignete frische Wildkräuter für den morgendlichen grünen Smoothie sammelt. (Ein grüner Smoothie ist ein Mixgetränk aus Obst und grünem Blattgemüse beziehungsweise Kräutern, das in einem Hochleistungsmixer hergestellt wird, wodurch man einen teilweisen Zellaufschluss der Pflanzen bewirkt; mehr dazu im Kapitel »Blut- und Darmreinigung«.) Könnte er seinen Spaziergang dazu noch barfuß auf natürlichem Boden genießen, kämen ihm mit all diesen Maßnahmen verblüffende Synergien zugute wie die heute so besonders notwendige Erdung, die reichliche Versorgung mit negativen Ionen (da die Erde negativ und die Atmosphäre positiv geladen ist) und damit ein nicht zu überbietender Zufluss an Antioxidantien. Einfaches Barfußgehen ist also viel günstiger, als teure Nahrungsergänzungsmittel zu kaufen, und heimische (Wild- und Un-)Kräuter aus dem Wald, dem eigenen Garten, dem Bioladen oder vom Markt sind mindestens so wirksam und jedenfalls ungleich frischer als Superfoods aus Übersee. Frische Wildkräuter enthalten nach den Analysen des deutschen Biophysikers Dr. Fritz-Albert Popp am meisten Biophotonen, wie er dieses »Leuchten des Lebens« nennt.[16] Die besten »Superfoods« wie Brennnesseln und Löwenzahn im Smoothie sowie ein Apfel oder eine Banane für den Geschmack lassen den Tag frisch und energiegeladen beginnen, was Entgiftung und Entschlackung immer entgegenkommt. »Morgenstund hat Gold im Mund«, heißt es seit jeher sprichwörtlich.

Es empfiehlt sich, den Tag mit einer erhebenden, wichtigen und beschwingenden Aktivität zu beginnen. Wir haben nur einen Mund, aber zwei Ohren, sollten von daher vielleicht mehr zuhören, horchen und unserer inneren Stimme gehorchen, als gleich draufloszureden – jedenfalls am frühen Morgen. Wer den Tag achtsam beginnt, hat alle Chancen, dass er auch weiter so verläuft. Mit dem dritten der Schicksalsgesetze, dass alles schon im Anfang begründet liegt, an seiner Seite fällt es ungleich leichter, richtige und wegweisende Entscheidungen zu treffen. Achtsamkeit ist auch die ideale Haltung, um die gefährlichste Form, eben die geistig-seelische Vergiftung und Verschlackung, hintanzuhalten. Das betrifft natürlich auch die Stimmung am Morgen.

Insofern ist eine Problemzonenanalyse als Start in den Tag völlig ungeeignet, wird sie doch den meisten (vor allem Frauen) die Stimmung und damit den Tag verderben. Für den Tagesbeginn in Achtsamkeit eignen sich vielmehr stille Meditation(sübung)en wie auch besonders sanfte Bewegungsexerzitien in Gestalt von Tai-Chi, Qigong oder die Haltungsübungen des Hatha-Yoga, die es erleichtern, auch während des ganzen übrigen Tages innere Haltung zu bewahren. Wer will, kann natürlich auch gleich mit einem Waldlauf (durch)starten.

Eine zweite Smoothie-Portion ließe sich für mittags mit Avocados und Datteln und eben mehr kalorienhaltigen Zutaten aufpeppen oder, wenn jemand abnehmen will, auch mit Birne und weniger gewichtigen Zutaten strecken. Statt sich in der Kantine die Aussichten auf den Nachmittag zu ruinieren, ließe sich dieser nach dem Smoothie dann mit einer geführten Meditation wie »Erquickendes Abschalten mittags und abends« vorbereiten. Das ist wieder ein Eintauchen in die Seelenbilderwelten und verschafft uns nach dem Vormittagshoch einen weiteren Lebensenergie-Hype am Nachmittag. »Tiefenentspannung« ist diesbezüglich noch wirksamer als Mittagsschlaf oder neudeutsch Powernap, weil sie schon nach wenigen Wochen nicht nur in Alpha-Wellen der »Tiefenentspannung«, sondern in Theta-Wellen-Bereiche von Trancetiefe führt. Aber auch ein regelmäßiger Mittagsschlaf von 20 bis 30 Minuten reduziert die Wahrscheinlichkeit des Herzinfarkts und sorgt für eine ideale Regeneration unseres Gehirns, wie die amerikanische Raumfahrtbehörde NASA in einer Studie nachwies.

Anschließend an die mittägliche »Tiefenentspannung« ist es wieder Zeit für einen Smoothie und damit Lebensenergie pur. Auf die Dauer fördert solch pflanzlich-vollwertige Kost Bewegungslust – wie Tierversuche und inzwischen auch Studien mit Menschen bestätigen. Also liegt am Nachmittag ein Spaziergang von einer halben Stunde nahe. Je nach schon verwirklichter Kondition und Form darf er auch schon bald forciert sein. Die dadurch erreichte Durchblutungsanregung macht auch vor dem Gehirn nicht halt und führt zu verblüffend vielen guten Ideen, die man sich sogar merken kann, wenn man sie nicht gleich ins – aus Gesundheitsgründen im Flugmodus – mitgeführte Smartphone diktieren will. Außerdem wird so der Stoffwechsel angeregt, was wiederum Entgiftung und Entschlackung fördert.

Solch einen bewussten Spaziergang kann man zu mehreren machen, was sich zu einer gemeinsamen Ideenschmiede entwickeln mag. Wenn wir davon zurückkehren, haben wir den alt(bewährt)en Spruch »Nach dem Essen sollst du ruhn oder tausend Schritte tun« gleich in doppelter Weise erfüllt, was auf Dauer verblüffende Synergien bewirkt. Anschließend ist die letzte Portion Smoothie fällig. Sie wird statt zu Völlegefühlen und Beschwernissen im Gegenteil zu spürbarer Lebensenergie führen und den gänzlich ungewohnten Nachmittagsenergie-Hype befördern.

Wer die Chance hat, seinen forcierten Spaziergang in einem Park oder noch besser im Wald zu genießen, ist mehr als doppelt gesegnet, denn »Waldbaden«, wie es neuerdings heißt und worauf wir noch zu sprechen kommen, ist wissenschaftlich abgesichert mit das Beste, was wir für unser Blut(bild) tun können. Blut aber spiegelt die Lebensenergie.

Statt des gewohnten »Dromedarmusters« des Energieverlaufs mit einem »Höcker« sind es jetzt schon zwei, sozusagen die »Kamelvariante«, was nicht ohne positive Folgen für die Vitalität bleiben wird. Der Nachmittag unseres beispielhaften Tagesablaufs wird nun nicht nur überstanden, sondern genutzt. Denn wer geht, bei dem geht etwas, wer läuft, bei dem läuft etwas.

Am Abend ist die Bilanz positiv, wir haben viel Zeit gespart und sind deutlich vorangekommen. Jetzt können wir die Zeit nutzen, um ein gutes, idealerweise pflanzlich-vollwertiges Abendessen herzurichten, mit dem wir uns nicht hinrichten, sondern auf Dauer aufrichten und wie Phönix aus der Asche zu neuen ungeahnten Höhenflügen erheben.

Vor dem Abendessen ließe sich sogar noch ein weiterer kurzer meditativer Ausflug in die Seelenbilderwelten unternehmen, was uns einen dritten Energie-Hype beschert und aus dem Kamelmuster das eines Glücksdrachens macht, und zwar unseres ganz persönlichen im Sinne der chinesischen Tradition, der ungeahnte Beiträge zu unserer Selbstverwirklichung leisten wird. Anschließend werden wir das Abendessen mit noch mehr Genuss zu uns nehmen, und die Feier des Abends, der Feierabend, kann schon mit ihm beginnen. Natürlich können wir diesen Ausflug in die Bilderwelt auch noch nach dem Essen machen, denn da sollten wir ja sowieso ruhen.

Wer jetzt noch in sich hineinhorcht und erspürt, nach welchem Filmthema ihm zumute ist beziehungsweise sich seine Seele sehnt, wird den (Tages-)Kreis in harmonischer Weise schließen. Auf diese Weise sind schon viele ihrem persönlichen Teufelskreis entkommen und haben ihn in eine Glücksspirale gewandelt. Anfangs werden es wahrscheinlich Filme mit persönlichem Bezug sein, mit der Zeit aber auch solche, die kollektive Themen ins Spiel des Lebens bringen, etwa die »Schicksalsgesetze« oder »Spielregeln des Lebens«.

Natürlich ist dieser Tagesablauf idealisiert, und die meisten von uns sind auch noch mit diversen anderen Erledigungen beschäftigt. Auf die Dauer wird der Grad der Verschlackung bei der Orientierung an solch einem Muster aber immer deutlicher abnehmen, auch weil die Neigung zum Nachtragen und Übelnehmen rapide schwindet (dazu wie auch zum Thema Beleidigtsein später mehr). Solche Sackgassen meidet das besser durchblutete Gehirn und lässt entsprechenden Unfug einfach sein. Gedanken, die vergiften, gehören selbstverständlich auch in diese Kategorie – aber bald der Vergangenheit an.

Eine sensibler machende Ernährung vermeidet nicht nur neuerliche Vergiftung und Verschlackung, sie fördert auch den Blutfluss und damit den Strom der Lebensenergie. Wir sind dann gleichsam wie unter Strom und spüren das auch. Unser Gehirn profitiert mit klareren Gedanken rasch davon und will sich selbst *natürlich* nicht vergiften und nicht mal mehr verschlacken. Es lässt solche Fallstricke rascher erkennen und lernt, Sackgassen, die sowieso nur zur späteren Umkehr zwingen, gleich von Anfang an zu meiden.

Es klingt wie eine Binsenweisheit: Unser Leben besteht aus einer Aneinanderreihung lauter einzelner Tage. Wer seine Tage rettet, rettet damit langfristig sein Leben! Und ein Feierabend, der die Seele in entsprechenden Abenteuern der Seelenbilderwelten beglückt, kann der Einstieg in den Umstieg werden. Denn er garantiert wie gesagt gleichsam den sanft glückenden Übergang in die so nah verwandten Traumbilderwelten.

Wer nicht lernt zu regenerieren, läuft Gefahr, an dieser Welt zu erkranken und unterzugehen. Burn- und Bore-out sind wie gesagt deutliche Anzeichen dafür. Dass die alten Krankheitsbilder immer früher einsetzen, Oberschüler Herzinfarkte bekommen und der ehemals sogenannte Altersdiabetes bei uns schon Jugendliche und in USA bereits Kinder einholt, sind weitere Indizien dafür, wie auch all die »modernen« Krankheitsbilder, und nicht nur solche wie das Binge-Eating-Syndrom (Überessen), sondern auch so gravierende wie Panikattacken. Wir müssen uns also noch intensiver und ganz persönlich mit Regeneration beschäftigen.

Wenn der Abend wieder eine Feier und die Nacht eine gute wird, haben wir tatsächlich und wie beschrieben den weiblichen Pol des Tages für uns gerettet und für eine nachhaltige Regeneration des Gehirns in der Nacht Sorge getragen. Ist der weibliche Pol des Lebens in Sicherheit und Mutter Natur wieder auf unserer Seite, wird er auch dem archetypisch männlichen guttun und uns bei den Attacken der Konzernwirtschaft von Vater Staat auf unser Wohlbefinden und unsere Gesundheit schützen und bei der Auseinandersetzung damit unterstützen.

Sisyphus in einer giftigen Umwelt

Kommen wir nochmals zurück zu unserer Gesundheitspyramide, und vergegenwärtigen wir uns einmal mehr die mit diesem Bild dargestellten Zusammenhänge. In der naturheilkundlichen Therapie, die sich im Vergleich zur Meditation wie gesagt schon deutlich materiellerer Ebenen annimmt, hat sich nämlich immer wieder gezeigt, dass man nach den Detox-Maßnahmen zur Entgiftung und Entschlackung des Bindegewebes, etwa mittels Elektroakupunktur, nach Abschluss der Kur eigentlich gleich wieder von vorn beginnen könnte. Es scheint, dass man die Gifte und Schlacken tatsächlich ausleitet, wenn man die Methoden richtig anwendet, aber das Gewebe eine verblüffende Affinität zu ihnen bewahrt und sie bei nächster Gelegenheit wieder aufnimmt – als würde der Organismus seine Schlacken brauchen, um jene Symptombilder darzustellen, die da einer Lösung auf geistig-seelischer Ebene harren.

Andererseits hat sich gezeigt, wie Lösungen auf der unteren Gewebeebene, die von oben aus der Spitze der Pyramide der Maßnahmen angebahnt wurden, eine viel bessere und vor allem nachhaltigere Wirkung erzielen. In der Tat gehört zu jedem körperlichen Knoten ein seelischer und umgekehrt. Solange nur der körperliche gelöst wird, scheint der weiter bestehende seelische Knoten als Schablone zu dienen, nach welcher der körperliche so schnell wie möglich wieder gebildet wird.

Wenn man dagegen den seelischen Knoten löst und entsorgt, wird er im Körper kaum nachgebildet. Die Wirkungsrichtung in der Pyramide ist eindeutig von oben nach unten und nicht umgekehrt. Dieses uralte Muster kommt auch in der Bibel zum Ausdruck, in der es zu Beginn des Johannesevangeliums heißt: »Im Anfang war das Wort, und das Wort war bei Gott«, also in der Einheit. Erst an späterer Stelle folgt dann: »Und das Wort ist Fleisch geworden.« Die Verkörperung oder Somatisierung ist stets ein späterer Schritt, der auf übergeordneten Ebenen vorbereitet wird.

Nach einer Lösung auf der seelischen Ebene kann es allerdings noch eine Weile dauern, bis sich auch der körperliche Knoten auflöst. Damit bleibt es wichtig, sich ebenso mit den vielfältigen körperlichen Methoden der Entschlackung vertraut zu machen. Wir sollten die Hierarchie der Gesundheitspyramide anerkennen, aber nicht in den umgekehrten Fehler verfallen und alles ausschließlich der Seele überlassen oder dem Bewusstsein. Vor allem hat sich auch gezeigt, dass vom Körper ausgehende Maßnahmen seelische und geistige Prozesse anstoßen und verstärken können, wenn sie sehr bewusst durchgeführt werden und eine grundsätzliche Offenheit für die höheren Dimensionen des Geschehens vorhanden ist. Erfahrungsgemäß sind die Fortschritte natürlich am größten, wenn auf allen infrage kommenden Ebenen die Weichen zugleich in die richtige Richtung gestellt werden.

Detox für Körper, Geist und Seele am Beispiel des Fastens

Für Entschlacken und Entgiften auf allen Ebenen drängen sich so altbewährte Methoden wie das Fasten direkt auf, da sie wirklich vom Keller bis zum Dachboden für Ordnung sorgen (siehe auch den Abschnitt »Teil- und Kurzzeitfasten«). Aus diesem Grund haben sich auch alle großen Religionen in ihrer Anfangszeit darauf verlassen, oder jedenfalls solange es ihnen wirklich darum ging, ihren Anhängern Erfahrungen zu vermitteln. Es wirkt geradezu komisch, wenn moderne Schulmediziner am Fasten herumnörgeln und sich damit in Widerspruch zu den Worten von Christus, Buddha, Mohammed und den Stiftern aller anderen großen Religionen setzen. Bei einem spirituell motivierten Fasten – bei dem das letzte Ziel im Einswerden mit Gott liegt – kann auch auf der seelischen, emotionalen und körperlichen Ebene grundlegende Erneuerung stattfinden. Selbstverständlich ist es ebenso für die spirituelle Entwicklung selbst von großem Vorteil, wenn die Gedanken klarer und die Energiekanäle freier werden und von der körperlichen bis zur geistigen Ebene entrümpelt wird.

Die Gefahr liegt hier nur darin, die Pyramide wieder aus dem Auge zu verlieren und statt dem bewussten Fasten der Nulldiät den Vorzug zu geben – weil man den Körper weit überschätzt und die Seele entsprechend unterschätzt. Die Bedeutung der Hierarchie in der Pyramide der Gesundheit wird hier besonders deutlich. Während die Nulldiät nämlich eine meist fast nullwertige, weil nur auf den Körper beschränkte Methode bleibt und manchmal sogar noch Schaden anrichtet, kann bewusstes Fasten unter Einbezug der körperlichen, seelischen, geistigen und spirituellen Dimension wirkliche Wunder wirken. Der Prophet Mohammed sagte, Beten führe auf halbem Wege zu Gott, Fasten aber reiche an die Schwelle des Himmels. Christus empfahl oft, zu beten und zu fasten – nämlich gerade dann, wenn es um schwerste Krankheitsfälle ging und »Wunder« notwendig waren.

Bei der rein auf den Körper beschränkten Nulldiät, wie sie in Kliniken manchmal angesetzt wird, um übergewichtige Patienten vor einer Operation abzuspecken, bleibt dagegen das Ganze meist auf der untersten Ebene der Pyramide stecken. Die ins Bett Verbannten fasten nicht, sondern hungern – im schlimmsten Fall neben ihren normal ernährten ZimmernachbarInnen. Sie bewegen sich auch kaum, verlieren zwar Gewicht, aber vor allem schwindet es aus dem solcherart wochenlang unterforderten Muskelbereich. Entgiftung und Entschlackung können gar nicht in Gang kommen, da die Ablagerungen vor allem das Binde- und hier vorzugsweise das Fettgewebe betreffen. Nach 3 Wochen ist der Chirurg dann vom Ergebnis auch mit Recht enttäuscht. Die Patienten sind immer noch zu dick. Abgenommen haben sie nur dort, wo es schadet: im Bereich der Skelett- und schlimmstenfalls sogar der Herzmuskulatur. Vom dicken Speckbauch, den der Chirurg so ungern näht, fehlt dagegen wenig. Stattdessen ist der Patient jetzt unter anderem aufgrund des fehlenden Herz-Kreislauf-Trainings auch noch schwach: Seine Muskulatur ist erschlafft, und sein Kreislauf befindet sich in einem deprimierenden Zustand. Das verheerende Ergebnis wird dann oft kurzsichtig dem Fasten statt der wenig empfehlenswerten Nulldiät angelastet.

Das Verhältnis von Fasten zu Nulldiät ist wie das von Liebe zu Sex. Erstere betrifft den ganzen Menschen, Letzterer nur seinen Körper, und auch das lediglich in einigen Funktionen. Wer also sein Körperhaus entrümpeln und sein Gewebe gründlich entschlacken will, ist wie gesagt gut beraten, die Treppe von oben nach unten zu kehren, also auf der Bewusstseinsebene zu beginnen und dann die Maßnahmen bis auf den Körper hinab auszudehnen.

Detox auf der Ebene des Bewusstseins

Was vergiftet am meisten die Bewusstseinsebene? Was verschlackt unsere Gedankengänge am stärksten? Was (ver)hindert unser Loslassen und damit Einheitserfahrungen?

Aus Sicht östlicher, aber auch vieler westlicher Religionen steckt in uns allen eine Heilige, ein Heiliger, ein erleuchteter Mensch, der die Einheit aller Wesen und Dinge sieht und aus diesem Bewusstsein heraus lebt. In der Praxis sind wir oder jedenfalls die allermeisten von uns nur noch nicht so weit. Es gibt die verschiedensten Hemmnisse, die der Erkenntnis entgegenstehen, dass das Himmelreich Gottes in uns liegt.

Der Mangel an innerer Übereinstimmung mit dieser zeitlosen Weisheit hängt unter anderem mit dem fehlenden Verständnis für die grundlegenden, unser Leben bestimmenden Spielregeln zusammen, die ich als »Schicksalsgesetze« ausführlich beschrieben habe und die an der Basis aller Kulturen, Traditionen und Religionen zwar durchaus erkannt, aber in modernen Zeiten von den meisten in ihrer grundlegenden Bedeutung verkannt werden. Wer zum Beispiel das Resonanzgesetz nicht durchschaut, verkennt seine eigene innere Beziehung zu allen ihm begegnenden Ereignissen und läuft ständig Gefahr, sich als Opfer zu fühlen. Wer sich Illusionen über die Polarität, das ständige Zusammenspiel der Gegensätze, macht, wird rasch Opfer seines eigenen Schattens – gleichgültig, ob dieser sich in Gestalt von Symptomen zeigt oder in Form von familiären Problemen oder Schicksalsschlägen.

So führen Irrtum und eine fehlerhafte Weltsicht, der zum Beispiel das Verständnis für die andere Seite der Polarität fehlt, zu erheblichem Sand im Getriebe des Lebens. Wer die Welt ständig missversteht und doch heftig in ihr agiert, wird nicht nur auf Widerstände stoßen, sondern sie sogar selbst produzieren, meist ohne den Zusammenhang zu bemerken. Im Kampf mit solchen Widerständen kann er sich aufreiben. Jeder Kampf aber produziert weitere Schlacken und hinterlässt Spuren. Das Bewusstsein solcher Menschen wird sich so immer mehr vergiften, da sie in der Regel die Schuld für ihr Scheitern auf andere schieben, also nach außen projizieren.

Die Projektion wird so zu einem der stärksten Mechanismen der Bewusstseinsvergiftung. Aus ihr folgen dann weiter unten in der Pyramide – etwa im Bereich der Emotionen – Dinge wie zum Beispiel grundsätzlicher Fremdenhass. Wer sich selbst fremd ist, sich in seinem Körper(haus) unwohl und eben nicht zu Hause fühlt, wer beispielsweise nicht seinem Ruf gefolgt ist und daraus einen Beruf gemacht hat, der ihm Berufung ist, sondern einen gerade verfügbaren Job annehmen musste, der seinem Wesen fremd ist, wird sich auch an seinem Arbeitsplatz, den er nicht mag, fremd fühlen. Wenn er dann noch um diese verachtete Arbeitsstelle fürchten muss, wird er diese Emotionen lieber auf andere und besonders auf schon äußerlich als Fremde erkennbare Menschen projizieren, statt seine eigenen Fremdheitsgefühle und die damit verbundene Misere anzugehen.

Folglich wäre es naheliegend, die wesentlichen Gesetze, die unsere Wirklichkeit bestimmen, zu durchschauen und zu beachten, um die ständige Neuproduktion von Gift zu verhindern. Auf dieses Ziel richten sich naturgemäß viele stille Meditationstechniken des Ostens. Vollkommene Welt- und entsprechende Selbsterkenntnis sind der beste Garant, um der ständigen Giftflut Einhalt zu gebieten.

Aber auch in unserer Kultur standen außen auf dem Tempel von Delphi die berühmten Worte »Erkenne dich selbst«. Im Inneren des Tempels soll der Gedanke ursprünglich noch weitergeführt worden sein mit dem Nachsatz »... damit du Gott erkennst«. Das Göttliche überall in der Schöpfung zu erkennen ist gleichbedeutend mit vollkommener Selbsterkenntnis, die erlaubt, Gott in der eigenen Mitte und überall zu finden. Das wäre der Zustand, den der christliche Mystiker Meister Eckhart in die Worte fasste: »Ich sitze auf einem Stein und schweige und horche, was Gott in mir spreche.«

In solchen Momenten der Einheitserfahrung wird kein Gift mehr aufgenommen und keines abgegeben; es fallen mangels Auseinandersetzungen auch keine Schlacken mehr an. Stattdessen ist das Loslassen vollkommen. Solche Menschen haben ihr Ego überwunden; sie haben die beiden großen Täuscher – Raum und Zeit – durchschaut und werden eins mit der transzendenten Wirklichkeit.

Wem das zu religiös im christlichen Sinne erscheint, kann das Gleiche in anderen Kulturen und Religionen wiederfinden. Ob die Aufforderung lautet, seinen Nächsten wie sich selbst zu lieben oder »Tat twam asi« (»Ich bin das, das und alles«), bleibt letztlich gleich. Gemeint ist immer dasselbe: mit allem verbunden zu sein und jede Unterscheidung zwischen innen und außen, zwischen mir und dir aufzugeben. Dieses letzte Loslassen hat immer eine spirituelle Dimension. Letzte Freiheit von Gift, Verunreinigungen, Schlacken und Blockaden kann es folglich nur in solchen Zuständen transzendentaler Verwirklichung geben. Insofern ist der weitestgehende Ansatz von Entgiftung und Entschlackung auch nur in dieser Dimension zu finden.

Obwohl wir diese höchste Ebene im Laufe der vergangenen Jahrzehnte im Rahmen der stetig anwachsenden spirituellen Szene zunehmend wiederentdeckt haben, ist sie jedoch noch immer weit weniger beliebt als die unterste Ebene körperlicher Detox-Maßnahmen. So kümmern sich heute bereits vergleichsweise viele Menschen, die noch keine regelmäßige Meditationspraxis pflegen, um die Entfernung von Amalgam aus ihren Zähnen und gehen in die Sauna, um sich gesund zu schwitzen.

Detox auf der Emotions- und Gefühlsebene

Ähnlich wenig wie die Ebene des Bewusstseins wird bei uns die der Gefühle und Emotionen beachtet. Sie wird durch Projektionen und die aus ihnen folgenden Missverständnisse mit viel Energie gespeist. Wer projiziert und im Außen Schuldige für seine innere Misere sucht, wird Sündenböcke schaffen, die sich in der Regel gegen diesen Status wehren und so zu idealen Gegnern und sogar zu Feinden werden. In den Auseinandersetzungen mit ihnen wird viel Gift versprüht und aufgenommen, und in den entbrennenden Kämpfen bilden sich Gefühlsverstrickungen und Emotionen wie Wut und Hass – weitere Schlacken also, die den Blick auf den eigenen Wesenskern zunehmend verdunkeln.

Auch diese Nebenprodukte des Lebens sind immer noch immateriell, aber sie sind auf dem Weg zur Verfestigung doch schon ein Stück weiter gediehen. Sie werden zwar selten als Gifte und Schlacken bezeichnet, doch kaum jemand wird bezweifeln, dass Hass das Leben vergiften kann. Ob das auch das Leben des anderen betrifft, den man hasst und dessen Leben man aktiv vergiften will, muss dahingestellt bleiben, mit Sicherheit trifft es aber auf das eigene zu. In jedem Fall belastet sich der Hassende selbst; der Gehasste kann sich dem Gift meist sogar besser entziehen.

Solche negativen Emotionen haben im Körper bereits Spuren hinterlassen, selbst wenn sie materiell noch nicht greifbar sind. Erst auf der untersten Körperebene werden die Spuren der Kämpfe und Schlachten richtig sicht- und natürlich auch spürbar, etwa in Form des Kriegsschrotts, der sich nach ausgetragenen Konflikten auf der Entzündungsebene als gelber Eiter zeigt, als Kalkablagerung in den Gefäßen oder wie die Abfalldeponien im Körper sonst heißen. Die Schulmedizin übersieht selbst hier, wo alles schon so manifest ist, den Charakter der Schlacken. Auf der seelischen Ebene wird er fast generell noch ignoriert, und die naturheilkundliche Szene macht da kaum eine Ausnahme.

Wir befinden uns jetzt auf dem heute zwar viel besungenen, aber insgesamt noch zu wenig angewandten Feld der Psychosomatik. Wer beispielsweise einen chronisch Verstopften kennt, wird kaum Zweifel daran hegen, dass sich auf der körperlichen Ebene im Dickdarm ein chronisches Festhalten, der Gegenpol des Loslassens, manifestiert. Wird der Darm auf diese Art verstopft, stauen sich die Stoffwechselschlacken, verhärten dabei und reizen die Darmschleimhaut zuerst äußerlich, dann aber bis aufs Blut und noch tiefer. Diesbezüglich gibt es heute kaum noch einen Mediziner, der den Zusammenhang zwischen anhaltender Verstopfung und Entstehung von Dickdarmkrebs, der zweithäufigsten Krebstodesart, leugnen würde – zu klar sind die einschlägigen Statistiken. Auch Therapieschritte mittels ballaststoffreicher tierproteinfreier Ernährung sind inzwischen gut untersucht. Nicht einmal die Weltgesundheitsorganisation WHO leugnet diesen Zusammenhang.

Im Fall eines akuten Dickdarmkrebses ist oft eine Operation vonnöten. Zugleich wäre die Umstellung auf pflanzlich-vollwertige Kost dringend geboten. Diese hätte schon im Vorfeld mit ihrem Reichtum an Ballaststoffen dazu beitragen können, den Krebs zu verhindern, was mittlerweile zahlreiche Studienergebnisse belegen. Wie vielen schon lange bekannt sein dürfte, sind Ballaststoffe tatsächlich dazu geeignet, das Loslassen auf dieser untersten Körperebene durch Anregung der Darmperistaltik zu forcieren. Natürlich wäre die noch höher in der Hierarchie rangierende Ebene einer bewussten, das Leben insgesamt schonenden *Peace-Food*-Ernährung ebenfalls lange im Vorfeld prophylaktisch noch nachhaltiger wirksam. Und tatsächlich können Ehrfurcht und Respekt vor dem Leben im Sinne Albert Schweitzers (1875–1965), die genau zu dieser Ernährungsform führen müssten, Dickdarmkrebs verhindern helfen. Einmal mehr wird so das Zusammenspiel aller Ebenen in der Rangfolge der Gesundheitspyramide deutlich.

Der Weg von der Bewusstseinsebene bis zur Verkörperung ist letztlich gar nicht so weit, selbst wenn er oft Jahre in Anspruch nimmt und deswegen gern übersehen wird. Im Hinblick auf die Mechanismen der Verkörperung von belastenden Gefühlsinhalten und negativen Emotionen hat mir und den Patient(inn)en während meiner vierzig Jahre als Arzt die Krankheitsbilder-Deutung hier vielfach den Weg gewiesen, und wie eingangs erwähnt, kommt die Schulmedizin dieser nun allmählich auch auf die Spur.

Seelisches Loslassen als Detox-Maßnahme

Noch lange vor körperlichen Maßnahmen müsste folglich eine Entgiftung im seelischen Bereich stattfinden. Hier bietet sich auch eine Reihe recht klarer Ansatzpunkte. Alles, was einen seelisch belastet und beschwert, gehört prinzipiell auf den Prüfstand, um daraufhin untersucht zu werden, inwieweit es das Leben vergiftet oder verschlackt oder zumindest einschränkt.

Wer zum Beispiel nachtragend ist, hat so die Chance zu prüfen, ob er damit zu seinem eigenen Nachteil fortfahren will. Wie gesagt: Immerhin ist er es ja selbst, der jemand anderem etwas nachträgt. Bleibt die Frage, ob sich diese Schlepperei wirklich lohnt. Wer in vielen Punkten nachtragend ist und dieses Programm auf zahlreiche Menschen verteilt, wird das eigene Leben ohne Zweifel sehr be*schwer*lich machen. Hier kann man sicher von seelischen Schlacken sprechen im Sinne von alten, übrig gebliebenen Gefühlen und Gedanken, die nur noch im Weg sind und Energie verbrauchen, die dann anderswo fehlt. Letztlich liegt hier in den allermeisten Fällen wohl ein gravierender Denkfehler vor.

Dass es überhaupt zu solch unverständlichen Emotionen kommt, hat wohl damit zu tun, dass man an den Erfolg der *Aktion* glaubt. Da man sich selbst so spürbar schadet – allein schon durch die seelische Belastung und das Gewicht der Angelegenheit sowie durch den ständigen Zeitverlust wegen gebetsmühlenartiger Beschäftigung mit dem Thema –, geht man davon aus, dass so etwas Schädliches auch demjenigen abträglich sein muss, dem die Aktion gilt und man eine Thematik nachträgt. Der Witz ist aber, dass die- oder derjenige gar nicht schwer daran tragen muss, das macht man ja selbst. Somit mag das Durchschauen dieses Zusammenhangs bereits den Schritt zum Loslassen bewirken oder jedenfalls wesentlich erleichtern.

Jetzt muss man nur noch riskieren – um sich selbst sehr zu helfen –, dem (geliebten) »Feind« schlimmstenfalls auch ein wenig zu nutzen. Dieses Risiko ist aber meist sehr überschaubar. Da man dem Gegner vorher kaum schaden konnte, wird man ihm jetzt auch nur wenig nutzen – jedenfalls im Verhältnis zu sich selbst. Wer das eingesehen hat, kann mithilfe der zweiten Reise der geführten Audio-Heilmeditationen zu diesem Buch (Download-Link siehe Seite 188) sein Leben sehr nachhaltig erleichtern und seelisch belastendes Gift und entsprechende Schlacken auf leichte und angenehme, weil entspannende Art und Weise entsorgen. Das Programm »Die Heilkraft des Verzeihens« (siehe Anhang) kann hier noch weiterhelfen.

Das alles bedeutet nicht, dass unmoralisches oder gar kriminelles Verhalten bagatellisiert und geduldet werden sollte. Niemand kann diesbezüglich aus seiner Verantwortung entlassen werden oder sollte hoffen dürfen, von den angemessenen Konsequenzen verschont zu bleiben. Doch wer mit Rachegedanken abgeschlossen hat, die meist hinter dem Thema des Nachtragens stehen, wird im wahrsten Sinne des Wortes erleichtert erkennen, warum es in der Bibel heißt, die Rache sei des Herrn. Das Thema »Rache« ist einfach zu schwer und zu erdrückend für uns. Es handelt sich hier also auch um eine erhebliche Selbstüberschätzung, die zu durchschauen und loszulassen unglaublich erleichternd wirkt. Die Schicksalsgesetze beziehungsweise Spielregeln des Lebens – oder wie immer man diese weit übergeordnete »gesetzgebende Instanz« nennen mag – wird auf lange Sicht für Ausgleich und Gerechtigkeit sorgen. Uns fehlen dazu Überblick und Macht.

Ähnliches gilt – wie schon angedeutet – für das Thema »Beleidigtsein«. Auch hier liegt das Leid überwiegend aufseiten derer, die sich beleidigt fühlen. Sie sind es, die ihre Seele damit belasten. Diejenigen, denen sie damit schaden wollen, erreichen sie viel weniger. Schon das Durchschauen dieses Zusammenhangs kann das Umdenken erleichtern. Um hier wirklich Nägel mit Köpfen zu machen und diese Erkenntnis in die Praxis seelischen Lebens umzusetzen, eignet sich ebenfalls die zweite der Heilreisen zum Download. Wer die Erleichterung einmal gespürt hat, wird auch gleich für die Zukunft vorsichtiger und sich lieber dreimal überlegen, ob er jemandem etwas über lange Strecken des Lebens nachträgt beziehungsweise so viel Leid auf sich nimmt, wie es beim Beleidigtsein geschieht, oder wenn er jemandem etwas übel nimmt und sich dabei im wahrsten Sinne des Wortes so viel Übles nimmt – all das, nur um sich selbst am meisten zu schaden.

Verzeihen ist aber nur dann hilfreich und erlösend, wenn es aus der eigenen Seelentiefe heraus geschieht. Aus einer jovialen Perspektive heraus hat es keine gute Wirkung, sondern ist eher überheblich und kontraproduktiv. Wer dagegen wirklich vergeben kann, ist so viel besser dran. Die Last ist spürbar verschwunden, und eine neue Freiheit breitet sich aus.

Nun gibt es noch viele andere Themen, die die Seele belasten können und – wenn sie ungelöst vor sich hin schwelen – zu unnötigem Ballast werden und den Charakter von seelischen Schlacken annehmen. Während sich Nachtragen, Beleidigtsein und Übelnehmen vor allem auf die eigene Lebensstimmung legen, können andere Themen bis in körperliche Bereiche durchschlagen und sich in Gestalt massiver Symptome verkörpern.

Wer Belastungen, Pflichten und Verpflichtungen, Bürden, Aufgaben und Anforderungen unbewusst mit sich herumschleppt, kann leicht Rückenprobleme entwickeln. Der Organismus verkörpert seelische Probleme wie auf einer Theaterbühne. Derartige Prozesse sind im Buch *Krankheit als Symbol* ausführlich beschrieben. Bei entsprechenden Rückenproblemen läge es folglich nahe, von der Ebene der Symptome auf die der auslösenden seelischen Themen zurückzugehen und die Erkenntnis dieses Zusammenhangs zur Genesung zu nutzen.

Während die Schulmedizin das Krankwerden vornehmlich nach dem Prinzip der »Pathogenese« erforscht, also der Entstehung und Entwicklung einer Krankheit, hat sich der israelisch-amerikanische Medizinsoziologe Aaron Antonovsky[17] (1923–1994) schon Mitte des vorigen Jahrhunderts ausführlich dem Prinzip der »Salutogenese« (»Gesundheitsentstehung«) gewidmet und einen Dreischritt der Heilwerdung beschrieben. Zuerst ist es demnach notwendig, das Problem zu verstehen, um es im zweiten Schritt wandeln und im dritten in den Gesamt-Lebenszusammenhang einordnen zu können. Genau diesem Muster folgt die Krankheitsbilder-Deutung im Nachschlagewerk *Krankheit als Symbol* und ermöglicht die ersten beiden Schritte, während *Die Schicksalsgesetze* die Einordnung ins eigene Lebensdrehbuch begleiten.

In dieser Hinsicht gibt es eine unübersehbare Fülle von Symptomen und Problemen, die über diesen Weg einer Eigentherapie zugänglich werden. Unter den vielen Zuschriften, die ich erhalte, sind mir jene die liebsten, die davon erzählen, wie jemand über das intellektuelle Verstehen des seelischen Hintergrunds und die Anwendung der passenden »geführten Meditationen« in eigener Regie mit seinem Symptombild fertigwurde. Das ist eben möglich, wenn Betroffene es bis auf die emotionalen und seelischen Ebenen zurückverfolgen und die Aufmerksamkeit auf die konstruktive Ebene des Verstehens, Annehmens und Verwandelns lenken. Dabei können sie erleben, wie nicht nur die eigene Lebensenergie wieder ins Fließen kommt, sondern ihnen auch all die bisher gebundenen Energien zufließen. Das kann sich in einem geradezu euphorisierenden Überfluss an Lebenskraft bemerkbar machen. Vielfach durfte ich miterleben, wie über Jahrzehnte von Rheuma Geplagte dieses schmerzende Elend schließlich loslassen konnten und dann in eine kaum beschreibbare Hochstimmung gerieten.

Das ist ein langsam vonstattengehender Prozess, der aber natürlich wie immer mit dem ersten Schritt beginnt. Wer sich etwa über das Verständnis seines Symptoms und die Nutzung der dazu passenden geführten Meditationen von seiner Allergie, seiner Angst oder seinem Tinnitus befreit hat, wird dabei noch einen zusätzlichen Lernschritt erleben und seinen seelischen Horizont ganz nebenbei erweitern. So habe ich Patienten, die sich – ohne dass sie von mir persönlich dazu angeleitet worden wären – Schritt für Schritt, das heißt Symptom für Symptom, von ungelöstem Ballast befreit haben und dabei seelisch enorm gewachsen sind, da mit jedem Symptom eine Lernaufgabe und ein Schritt in geistig-seelisches Neuland verbunden ist. Beispielsweise wird ein Allergiker viel blockierte Aggressionsenergie bei seiner Gesundung erlösen, die ihm anschließend zu konstruktiven Aktivitäten zur Verfügung steht und sich in wachsendem Mut und in mehr Zivilcourage sowie größerer Entscheidungsfreude ausdrückt.

Entschlackung auf der seelischen Ebene kann so zu einem in Eigenverantwortung realisierbaren Schritt auf dem Entwicklungsweg werden und die anschließenden, mehr auf den Körper zielenden Methoden befruchten und vertiefen. Von dieser dem Körper übergeordneten Ebene wird der Erfolg auf nachgeordnete Ebenen ausstrahlen und viele der hier ansetzenden Maßnahmen mit dauerhaftem Erfolg segnen.

Detox mit körperorientierten Methoden

Die Vielzahl der Entschlackungsmethoden hat sicherlich mit dem entsprechenden wachsenden Bewusstsein großer Bevölkerungskreise zu tun. Die heutige Zeit mit ihrer manchmal geradezu zwanghaften Neigung, immer nur das Allerneueste gelten zu lassen, (ver)führt mittlerweile auch dazu, ständig andere Methoden zu propagieren und bewährte und oft sogar überlegene geradezu aus den Augen zu verlieren. Wenn Altbewährtes zugunsten von Neuem, Unerprobtem auf der Strecke bleibt, sind meist finanzielle Erwägungen im Spiel, die im Hinblick auf die Gesundheit eigentlich gar keine Rolle spielen dürften. Oft wird aber auch einfach nur alter Wein in neuen Schläuchen kredenzt. Die allmählich schon unübersehbare Fülle der Maßnahmen hat zudem den Nachteil, dass viele unerfahrene und mit Angstmache operierende Anbieter regen Zulauf erhalten, nur weil sie am lautesten und buntesten werben. So ist auch hier eine gewisse Achtsamkeit vonnöten, zumal einiges übertrieben wird und zu viel des Guten auch wiederum schaden kann.

Manchmal werden auch altbewährte Methoden in Misskredit gebracht wie vor nicht allzu langer Zeit das Fasten von einem »Therapeuten«, der weder Arzt noch Heilpraktiker war und es als ausgesprochen gefährlich bezeichnete. Zum Schluss empfahl er es dann sogar wieder, aber nur wenn man sich vorher Untersuchungen mit seinen Geräten unterzöge und daraus folgend entsprechende Zusatzstoffe zur Bannung der Gefahren einnähme ... Besonders schade ist hier natürlich auch, dass eine so selbstverständlich dem weiblichen Pol zuzurechnende Methode wie das Fasten, bei dem es gerade nicht ums Machen, sondern ums Geschehenlassen geht, mittels Geräteeinsatz wieder dem archetypisch männlichen Macherpol zurückerobert werden soll. Auch weniger geschäftlich motivierte als eher gut gemeinte Entgiftungs- und Entschlackungsmethoden sind mit Achtsamkeit, Um- und Weitsicht zu betrachten.

Etliche Denkfehler erschweren oder verhindern außerdem gut gemeinte Ansätze. Den gravierendsten Irrtum haben wir schon in Gestalt der Vorstellung entlarvt, man könne den Organismus unter Hintanstellung der Seele erfolgreich und nachhaltig reinigen. Der nächste liegt darin, dass man wild drauflos entgiftet und entschlackt, ohne zu wissen, welche Ebene der Verschlackung überhaupt zugänglich und vor allem als erste anzugehen ist.

Selbst wenn man ein Gift oder eine Schlacke richtig identifiziert hat, ist es noch lange nicht gesagt, dass man sie aus dem Körper herausbekommt – selbst dann nicht, wenn man eine an sich funktionierende Methode einsetzt. Das liegt daran, dass der Körper diese Stoffe seinerzeit in einer bestimmten Reihenfolge eingelagert hat und sie nun auch nur in der umgekehrten Reihenfolge wieder hergeben kann.

Man kann das Bindegewebe des Organismus, in das die Gifte und Schlacken eingelagert werden und zu dem auch das Fettgewebe gehört, mit den Sedimentablagerungen der Erde vergleichen oder – noch einfacher – mit einem Haus. Dieses (Körper-)Haus hat der Mensch bei seiner Empfängnis in Besitz genommen und in den ersten zwei Lebensjahrzehnten aufgebaut. Zu Anfang ist das Bindegewebe noch ganz sauber und klar, was man an der Iris erkennt, dem einzigen Ort unseres Körpers, wo wir das Bindegewebe direkt besichtigen können. Alle Babys haben diese wunderschöne dunkelblaue Iris ohne jede Pigmentablagerung oder sonstige Einschlüsse. Mit der Zeit wird jedoch nicht nur die Iris bunter, sondern auch das Haus, das heißt das Bindegewebe, voller. Mit den Jahrzehnten lagert der Organismus immer mehr Reste und Stoffe ein, mit denen er nicht ganz fertigwerden konnte. So werden die Keller und Speicher des Körperhauses immer mehr zugepackt. Auf der Ebene der Iris wird dieser Zustand in einer Fülle von Ab- und Einlagerungen deutlich. Spätestens wenn die Speicher randvoll sind, spürt der betroffene Hausbewohner das schmerzhaft. Die Medizin spricht jetzt von Rheuma oder einer Erkrankung aus dem rheumatischen Formenkreis. Schulmedizinisch kann man die unangenehmen Wahrnehmungen wie Schmerzen nun zwar unterdrücken und Bewegungseinschränkungen später operativ wieder zu bessern versuchen.Von einer Heilung ist man so aber weit entfernt. Naturheilkundler gehen stattdessen meist daran, das Bindegewebe, das hier als Mülleimer oder besser Müllhalde des Körpers fungiert, auf mehr oder weniger subtile Weise zu entschlacken.

Bei einem Haus wäre es offensichtlich: Selbstverständlich können wir Keller- und Speicherräume nur in der umgekehrten Reihenfolge wieder entleeren, wie wir sie vorher vollgeräumt haben.

Was also zuletzt hineinkam, muss zuerst wieder herausgelöst werden, einfach weil man die tiefer liegenden Dinge, die vor Jahren eingelagert wurden, sonst gar nicht erreicht. Was im Haus ein banaler Vorgang ist, wird im Körper zum großen Thema. Denn bei den meisten vom archetypisch männlichen Macherpol bestimmten Detox-Methoden der Reinigung und Entschlackung geht das Vorhaben schief, weil man sich dem Körper gleichsam von außen und geradezu mechanisch nähert und die Schichtung der Einlagerungen außer Acht lässt.

Die EAV oder Elektroakupunktur nach Dr. med. Reinhold Voll (1909–1989) zum Beispiel, die die sogenannte Mesenchym-Entschlackung propagiert, kann sehr wohl mittels Testung herausfinden, welche Schadstoffe und Schlacken Betroffene eingelagert haben, ja sogar, mit welchen Krankheitserregern ihr Organismus seinerzeit nicht gänzlich fertigwurde. Aber sie kann leider schon nicht mehr sicher herausfinden, an welcher Krankheit er akut leidet, und vor allem nicht, in welcher Reihenfolge die Schlacken aus dem Bindegewebsspeicher herauszulösen wären. So entstand in der Anfangsphase der Elektroakupunktur eine recht aufwendige und wenig erfolgreiche Therapie. Man ermittelte – durch Testen an den Meridian-Endpunkten – jede Menge Nosoden (vom griechischen Wort *nósos* [Krankheit]; Nosoden werden aus Krankheitsstoffen gewonnen und entsprechend den Regeln der Homöopathie potenziert [siehe auch das Kapitel »Klassische Homöopathie und Loslassen«]). Nosoden sind Mittel, die durchaus geeignet sind, Schadstoffe auszuschwemmen. Doch da man sie alle auf einmal gab, konnten sie kaum etwas bewirken, weil die Schadstoffe in der Regel nicht oberflächlich zugänglich sind und diejenigen in der Tiefe für die Ausschwemmung nicht erreichbar waren.

Die Therapie mit Nosoden funktioniert zwar grundsätzlich, aber eben nur, wenn sie in der richtigen Reihenfolge an die Ablagerungen herankommen – ähnlich wie Antibiotika nur greifen können, wenn die entsprechenden Entzündungsherde gut durchblutet sind, was bei chronischen Schwelbränden durchaus nicht häufig der Fall ist. Bei einer chronischen Prostatitis beispielsweise überschwemmen manche Urologen ihre Patienten oft mit schärfsten Antibiotikakombinationen. Doch der Prostataherd ist oft so abgeschottet vom Blutstrom, dass die mit ihm reisenden, grundsätzlich sehr wirksamen Antibiotika gar keine Chance haben, ins Geschehen einzugreifen. Bei diesem Therapieversuch gleichen die Urologen den beschriebenen Elektroakupunkteuren. Zwei gewiefte deutsche Ärzte und Elektroakupunkteure der ersten Stunde, Prof. Dr. Horst Herget und Dr. Helmut Schimmel, studierten deshalb zusätzlich die Augendiagnose, um so erkennen zu können, welcher Schadstoff jeweils zuoberst liegt und herausgelöst werden kann. Die Kombination dieser zwei Therapiemethoden führte zwar zu den gewünschten Ergebnissen, fand aufgrund des aufwendigen Doppelverfahrens aber keine weite Verbreitung, da zu wenige Therapeuten beide Methoden ausreichend gut beherrschten.

Wer in die Zusammenhänge des Organismus wirklich tief eingreifen will, muss sich einiges einfallen lassen und vieles bedenken, um nicht mehr Schaden anzurichten, als Nutzen zu stiften. Diesbezüglich viel einfacher und sicherer sind die alten natürlichen Methoden, die mit dem »inneren Arzt« zusammenarbeiten. Das ist auch der Grund, warum moderne und für alle Möglichkeiten offene Ärzte nach den schulmedizinischen Methoden über die Elektroakupunktur schließlich doch wieder beim Fasten landeten, einer Therapieform, die schon zu alttestamentarischen Zeiten weit verbreitet war und nie ganz verschwunden ist. Der Gynäkologieprofessor und Umweltmediziner Volker Zahn etwa machte die meisten dieser Stadien durch: von der schulmedizinischen Schwermetallausschwemmung mit DMPS (Dimercaptopropansulfonsäure) und ihren Nachteilen der restlosen Herauslösung auch wertvoller Metallionen über die beschriebene Mesenchym-Entschlackung zur ganzen Breite der naturheilkundlichen Ausleitungsmethoden, um schließlich fast all seine mit Umweltgiften belasteten Patienten fasten zu lassen und zur Psychotherapie nach Johanniskirchen ins Heil-Kunde-Zentrum zu schicken.

Wenn man der inneren Natur oder jener von Paracelsus als »innerer Arzt« *(archeus)* bezeichneten Instanz im Unterbewusstsein des Patienten die Führung überlässt, ist man auf der sicheren Seite. Der Körper baut in eigener Regie ganz *natürlich* überflüssiges Gewebe in der umgekehrten Reihenfolge der Ablagerung ab. So wird Schicht für Schicht in die Tiefe gearbeitet, bis über einige Kuren das Körperhaus wieder sauber und wohlgeordnet ist. Auf diesem Weg kann der Organismus vom Anfall der Schlacken auch kaum überfordert werden, da er sie meist nur in dem Maß zur Verstoffwechslung freigibt, wie er sie selbst abgelagert hat. Bei extremen Vergiftungserscheinungen kann er allerdings selbst auf solchen natürlichen Wegen in Bedrängnis geraten. Dann können wir ihn mit ausreichend gutem Wasser, möglichst frischen grünen Smoothies und schließlich noch naturheilkundlichen Methoden wie der Entgiftungsförderung über den Darm mit der chinesischen Share-Pflaumenkur, Symbioselenkung mittels Rechtsregulat und Zufuhr von Symbionten unterstützen (mehr darüber später im Kapitel »Detox auf Körperebene«). Auch Neuraltherapie oder Akupunktur zur Schmerzlinderung, vor allem aber geführte Meditationen können zusätzlich wirksam helfen.

Somit müssen wir bei allen ins Auge gefassten Maßnahmen vorher prüfen, ob sie die Kriterien der Natürlichkeit ausreichend erfüllen und die Aufräumungsarbeiten in der richtigen Reihenfolge in Gang bringen, ohne den Körper zu überfordern oder anderweitig zu überlasten. Bei schulmedizinischen Interventionen wie etwa der Gabe von DMPS zur Quecksilberausschwemmung im Zuge einer Amalgamsanierung wird zwar das Quecksilber wirksam aus dem Gewebe gelöst, aber mit ihm werden auch andere Metalle ausgeschwemmt, die der Organismus dringend braucht. Machermethoden laufen also immer Gefahr, den Teufel mit dem Beelzebub auszutreiben, während die der Natur abgeschauten oft nicht nur effizienter, sondern fast immer von weniger Nebenwirkungen begleitet und insofern der zu bevorzugende Weg sind.

Loslassen als Problem dreier Ebenen

Das Loslassen ist bei allen Entgiftungs- und Entschlackungsversuchen der springende und letztlich entscheidende Punkt. Wie der Körper müssen auch Seele und Geist die Gifte und Schlacken zuerst einmal loslassen (wollen). Wie ungemein wichtig auch dieses »Wollen« ist, zeigen beispielsweise alle Suchtprobleme. Nur wenn Abhängige selbst von ihrer Sucht loslassen wollen, besteht eine Therapiechance. Nur sie allein können es schaffen, aber sie schaffen es nicht allein, wie ein Freund, der große Nervenarzt alter Schule Walther H. Lechler[18] (1923–2013), zu sagen pflegte. Das heißt, ohne eigene Motivation geht fast nichts, aber auch eine Gruppe, die trägt und stützt, ist ähnlich wichtig. Darin wird unsere menschliche Grundproblematik in der Welt der Gegensätze, der Polarität, deutlich. Wir stehen und leben in der Grundspannung zwischen der Abhängigkeit von Familie, Sippe oder Gruppe, ohne die wir als Kinder chancenlos wären, und dem individuellen Bedürfnis nach Freiheit und Selbstverwirklichung. Für diesen Anspruch der Selbstfindung oder Individuation müssen wir ständig Altes, Überholtes auf allen Ebenen vom Körper über die Seele bis zum Geist loslassen.

Für angespannte, leistungsorientierte Menschen scheint jedoch beides sehr schwer zu sein. Aber wer seelisch nicht loslassen kann, wird wie gesagt damit auch auf der Körperebene seine liebe Not haben. Generell ist die Parallele zwischen Körper und Seele zu stark, um auf Dauer ignoriert zu werden.

Geistig können wir alle noch weniger gut loslassen. Wer daran Zweifel hat, braucht nur einmal eine Minute lang zu versuchen, keinen Gedanken zu denken. Man merkt sofort, wie schier unmöglich das uns »Normalmenschen« ist. Wenn man die Übung etwas erleichtert und auffordert, eine Minute lang nur einen einzigen Gedanken zu denken – etwa im Sinne der Zen-Meditation nur beim eigenen Atem zu bleiben oder wie bei Mantra-Meditationen nur an einen Klang zu denken –, bleibt es dennoch schwer genug. Wir sind außerstande, auch nur ein einziges Vaterunser zu beten, ohne immer wieder in Gedanken abzuschweifen. Unsere Konzentration ist besser, sobald wir einem Gedankenfaden folgen können, etwa bei einer Geschichte. Wenn sie uns fesselt, können wir einige Zeit gedanklich konzentriert dabeibleiben. Hierin liegt der große Vorteil der geführten Meditationen, die auch völlig Ungeübte von Anfang an auf Gedankenbilderreisen in die Seelenbilderwelten mitnehmen können.

Demgegenüber wird der gut gemeinte Rat »Schalten Sie doch einfach einmal richtig ab!« in der Regel wirkungslos bleiben, weil er äußerst schwierig umzusetzen ist. Denn wer kennt schon den Schalter zum Ausknipsen der Gedanken? Wir bekommen nicht einmal die quälendsten Gedanken abgestellt, die uns wirklich auf die Nerven gehen, von der Flut der Alltagsgedanken einmal ganz zu schweigen. Dieses Problem stellt sich jedoch in allen Übungstraditionen. Das Anhalten des inneren Dialogs, das der schamanische Lehrer Don Juan seinem Schüler Carlos Castaneda empfiehlt,[19] läuft zum Beispiel auf dieselbe Aufgabe hinaus. Techniken zum Loslassen auf dieser geistigen Ebene sind meist mit einer langen Zeit des Lernens und Praktizierens verbunden, wenn man an Zen-, Vipassana- oder Yoga-Wege denkt, zudem sind sie nicht jedermanns Sache – das Loslassen ist aber früher oder später jedermanns Thema.

Abschalten auf höchster geistiger Ebene ist von der Hierarchie her allen anderen Ebenen und Abschaltversuchen weit überlegen und gleichzeitig auch das Aufwendigste, was Menschen sich überhaupt vornehmen können. In der Zen-Tradition gibt es das Lied des Zen-Meisters Hakuin, in dem er davon singt, dass ein einziger gelungener Sitz das Leid vieler Inkarnationen aufwiegen und aufheben könne. Ein gelungener Sitz ist einer, bei dem Übende in ihrer Mitte ankommen und sich vollkommenes Loslassen ereignen kann, eine Erfahrung der Einheit.

Der Weg dazu ist lang, wie mir in über vierzig Jahren Sitzmeditation und alljährlich im Frühjahr und Herbst bei unserem Seminar »Fasten – Schweigen – Meditieren« mit vielen Teilnehmenden deutlich geworden ist. Anfangs ist bei den meisten das Gefühl »Ich muss sitzen« vorherrschend, bis es sich zum »Ich soll sitzen« abmildert, um schließlich in ein »Ich will sitzen« überzugehen. Wer das »Ich kann sitzen« erreicht, ist schon einen guten Schritt weiter auf dem Weg zum »Ich darf sitzen«, um schließlich immer öfter zu erfahren: »Es sitzt«, woraus die Erkenntnis »Alles ist Sitzen« und schließlich »Sitzen ist Sein« folgen kann, bis am Ende nur noch »Sein« übrig bleibt.

Wer diese letzte Form des Loslassens verwirklicht, dem kann auch kein körperliches Gift mehr etwas anhaben. Der ehemalige

Harvard-Psychologieprofessor und spätere spirituelle Lehrer Richard Alpert alias Ram Dass[20] beschrieb eindrucksvoll, wie sein Guru vor den Augen der versammelten Schülerschar eine riesige Menge an Drogen schluckte, nämlich alles, was diese zusammentragen konnten, nur um dann wie gewohnt und ganz entspannt seinen Vortrag zu halten. Als die verblüfften Schüler fragten, was nun aus ihren Drogen geworden sei, erklärte er lächelnd, das Problem sei gelöst, sie seien entsorgt. Selbst eine so große Überdosis schien ihm jedenfalls kurzfristig nichts mehr anhaben zu können und keine Spuren in seinem geklärten Geist zu hinterlassen. Das ist natürlich eine andere Ebene und Welt, und wir Normalsterblichen tun gut daran, auf enstprechende Experimente zu verzichten! Aber immerhin zeigen solche Erlebnisse die übergeordnete Macht jener höchsten Bewusstseinsebene, auf die alle Meditation letztlich zielt.

Die Mehrheit derjenigen, die sich heute um Entschlackung, Entgiftung und Loslassen bemühen, tut dies auf den mittleren und unteren Ebenen mit großem Engagement und ganz anderen, viel konkreteren Zielen. Trotzdem sollten auch sie die höchste und letzte Ebene mit im Auge behalten. Das zeitweilige Einengen des Bewusstseins im Rahmen geführter Meditationen wie der beiden zu diesem Programm gehörigen Reisen wäre ein vielversprechender Anfang auf diesem Weg. Zwar ist die Leere das höhere Ziel der Meditation, aber es ist häufig von großem Vorteil, zuerst einmal eine gesunde Grundlage für Erfahrungen der Leere, des reinen Seins, der Mitte und eben des großen Loslassens zu schaffen.

Weitere wundervolle Methoden zum Loslassen von den allgegenwärtigen Geistesaktivitäten, die nicht lebenslange Exerzitien voraussetzen, sind etwa Schwebeübungen im körperwarmen

Thermalwasser wie im Buch *Schwebend die Leichtigkeit des Seins erleben* beschrieben.

Ein sehr moderner und hochwirksamer Weg ist der über sogenannte Chi-Maschinen oder Kundalini-Wiegen. Dabei handelt es sich tatsächlich um Wiegen für Erwachsene. Diese Geräte, wie wir sie beispielsweise in unserem Heilungsbiotop TamanGa zur Verfügung haben, können uns in wundervoll schwebende Zustände wiegen. Von den Füßen aus versetzen sie den ganzen Körper in Schwingung. Wenn dieses äußere Schwingen nach etwa 10 Minuten aufhört, kommt es zu einem inneren Aufschwingen der Lebensenergie, und ebenso erhebende wie beschwingende Erfahrungen treten entlang der Wirbelsäule auf, die im Osten mit der Kundalini-Energie in Zusammenhang gebracht werden. Solches »Loslassen auf Knopfdruck« hat inzwischen schon eine große Anhängerschaft gefunden, weil es auf seine angenehme, ja »faule« Art für Momente in schwebende Leichtigkeit entführt und für Reinigung und Entschlackung sorgt. Die ins Fließen gebrachte Energie – gleichgültig, ob sie nun »Qi«, »Chi«, »Orgon«, »Od« oder »Kundalini« genannt wird – hat wie jeder Fluss die Fähigkeit, ihr Flussbett freizuspülen. Werden aber die feinstofflichen Leitungsbahnen gereinigt, hat dies wiederum Auswirkungen auf alle darunterliegenden Ebenen und Energieflüsse.

Ein weiterer Vorteil ist die Möglichkeit, Verkrampfungen und auch einiges an geistig-seelischem Stress gleich mit herauszuschütteln. Außerdem kann das Wiegen in geringem Maße noch Stoffwechsel und Atem anregen, was ebenfalls alle Detox-Maßnahmen fördert. Jede Erhöhung der Stoffwechselrate führt – wie wir schon gesehen haben – zu besserer Verbrennung und damit Entsorgung von Schlacken. Ein intensivierter und verlängerter Atem wie beim Ausdauersport wird die Verdauung durch die beim forcierten Atmen ausgelösten vermehrten Zwerchfellbewegungen im Sinne einer Darmmassage fördern. Zudem regt jedes vertiefte Atmen die Entsäuerung über das verstärkte Abatmen von Kohlensäure an. Auch das wirkt sich entschlackend auf den Organismus aus.

Bei einer Methode wie dem »verbundenen Atem« (siehe den Abschnitt »Entschlackung durch verbundenen Atem«) kommt zu den energetischen Effekten noch stärker die entsäuernde Wirkung hinzu, da in großem Stil Kohlendioxid, ein Hauptabfallprodukt und damit wesentliche Schlacke unseres Stoffwechsels, abgeatmet wird und die Anregung der Verdauung durch die Zwerchfellbewegungen im Verlauf von 2 Stunden sehr deutlich ist.

Diese Methoden setzen zwar am Körper an, zielen aber auf den ganzen Menschen und erreichen so vor allem auch das Bewusstsein. Daher wirken sie im Sinne unserer Pyramide von oben nach unten und ermöglichen über diesen Weg zusätzlich im Körper ein noch besseres Loslassen. Manchmal schenken sie uns sogar einen kleinen Vorgeschmack auf das große Loslassen am Ende der (Lebens-)Reise.

Als einen dagegen schon fast handwerklichen Ansatz kann man das Loslassen durch Verstehen und Akzeptieren bezeichnen, wie es über die Psychotherapie möglich wird. Wer mit einem Problem wirklich fertiggeworden ist, mag es loslassen. Auch dies kann den Körper entscheidend mitverändern, wie mir viele Jahrzehnte Praxis in der Krankheitsbilder-Therapie gezeigt haben.

Detox auf Körperebene

Wahrscheinlich würden Untersuchungen der modernen Lebensumstände eine deutliche Parallele zwischen anwachsenden Müllbergen in der Außen- und in der Innenwelt zutage fördern. Ein Streik der Müllabfuhr führt in modernen Großstädten innerhalb kürzester Zeit zu stinkenden und blockierenden Bergen von Abfall. Ziemlich sicher entsprechen sich auch auf dieser Ebene äußere und innere Welt. Und es sieht so aus, dass wir heute nicht nur einen zunehmenden Anfall von Schlacken im Körper erleben, sondern auch unter beständig höher werdenden Müllbergen zu leiden haben.

Offensichtlich bekommt unser Körper immer mehr raffinierte Nahrungsmittel angeboten, die schon an sich die Verdauung mehr behindern als fördern. Hinzu kommt, dass sie immer häufiger immer mehr Stoffe enthalten, die nicht verdaubar sind, wie etwa Schwermetalle. Darüber hinaus werden auch noch immer mehr Stoffe verwendet, welche die Nahrungsmittel gut aussehen lassen, die uns aber eher schaden, wie man meist erst viel später herausfindet. All jene ständig neu entdeckten Krebsauslöser haben wir uns in der Vergangenheit jeweils ziemlich sorglos einverleibt. Die Kette der Möglichkeiten, wie wir heute das reibungslose Funktionieren des Organismus behindern, ist ellenlang.

Ein weiterer bedenklicher Faktor ist die Reduzierung unserer Stoffwechselaktivität durch die um sich greifende Trägheit: »Wer rastet, der rostet.«, wussten unsere Großeltern – »Use it or lose it«, sagen die Amerikaner und meinen damit wörtlich, dass wir alles verlieren, was wir nicht nutzen. Dies gilt nicht nur für die Muskeln, sondern auch für die Fähigkeiten unseres Gehirns, unseres Darms und unseres Stoffwechsels. Viele moderne Menschen haben ihre entsprechenden Möglichkeiten extrem unterfordert und so langfristig ruiniert. Wer kaum noch Energie verbraucht, weil er nicht mehr zu Fuß geht, geschweige denn läuft, sondern sich nur noch fahren lässt, hat viele seiner Mitochondrien, die kleinen Kraftwerke der Zellen, an Unterforderung zugrunde gehen lassen oder jedenfalls ihre Möglichkeiten erheblich eingeschränkt. Die Konsequenzen zeigen sich überall im zunehmenden Übergewicht, das so viele widerwillig mit sich herumschleppen und das – trotz und oft auch gerade wegen der Fülle von Diätversuchen – nicht mehr weichen will.

Letztlich ist auch überflüssiges Fett eine Art Schlacke, denn es fängt irgendwann an, uns zu blockieren und zu behindern. Eine gewisse Fettschicht ist als Reserve völlig unproblematisch und stellt keinerlei Risikofaktor dar, ja, sie ist sogar wichtig. Sind aber die äußeren Konturen der Figur schon sichtbar von Speicherfett bestimmt, hat der Organismus sozusagen eigene Schlackendeponien wie Hängebauch, »Schwimmreifen« und körpereigene »Reithosen« für das anfallende Fett anlegen müssen. In seiner Not wird er anfangen, auch anderswo überschüssiges Fett unterzubringen. Das Doppelkinn ist dabei noch ein harmloser Ort, wenn es auch symbolisch ziemlich deutlich macht, dass hier jemand den Hals nicht voll genug bekommt. Aber es gibt eben auch Organe – von der Leber bis zum Herzen –, die von ausufernden Fetteinlagerungen in ihrer Funktion durchaus gefährlich eingeschränkt und schließlich sogar blockiert werden.

Während sie ursprünglich ein wichtiges Energiepolster darstellten, werden Fettberge durch ihre Ausmaße heute in den reichen Teilen der Welt zum Schlackenproblem. Millionen Menschen würden sie nur zu gern entsorgen und scheitern immer wieder an den vorgeschlagenen (Diät- und Fitness-)Wegen. Das Fettproblem sei hier nur angedeutet, da es mit *Mein Idealgewicht* ein eigenes Programm mit Buch und CDs dazu gibt. Es zeigt einen wirksamen und auf alle Ebenen der Pyramide bezogenen, leicht zu verfolgenden Weg dazu, der das Leben wirklich auf Dauer nachhaltig leichter werden lässt. Dabei geht es darum, Fett nachhaltig abzubauen, nachdem man die seelischen Muster hinter den dicken gelben Bergen geklärt hat.

Entgiftung und Entschlackung mittels innerer Wärme

Um auszuscheiden und damit zu entgiften und zu entschlacken, muss der Stoffwechsel auf normalen oder sogar hohen Touren laufen. Bei Bewegung wird der Organismus warm und kann sich über die Absonderung von Schweiß nicht nur kühlen, sondern auch Schlacken ausscheiden. Ebenso verdoppelt sich mit jedem Grad Temperaturanstieg und Fieber unsere Abwehrkraft, und der Organismus fängt auch hier unter Umständen massiv an, zu schwitzen und damit zu entgiften und zu entschlacken.

Tatsächlich aber ist unsere Temperatur in den letzten hundert Jahren dramatisch gesunken, wahrscheinlich um bis zu 1 Grad Celsius, und bei einigen meiner PatientInnen sogar mehr. Für die vergangenen fünfzig Jahre wollen japanische Forscher jedenfalls einen allgemeinen Rückgang um ein halbes Grad gemessen haben. Wenn wir von einer Verminderung um 1 Grad von 37 auf 36 Grad ausgehen, ist nicht nur die Abwehrkraft um die Hälfte zurückgegangen, was die zunehmenden chronischen Entzündungen erklären könnte, sondern mit Grundumsatz und Stoffwechselrate auch die Entgiftungs- und Entschlackungsrate. Das heißt, wir sind gut beraten, unseren Stoffwechsel hochzuhalten und für genug Wärme im Körper zu sorgen. Neben aktiver Bewegung kommen hier auch regelmäßige passive Maßnahmen infrage. Vor allem aber ist wärmende Ernährung wichtig, wie sie nach der chinesischen Lehre des Gelben Kaisers seit Jahrhunderten im Osten bekannt ist und praktiziert wird. Im Buch *Das Geheimnis der Lebensenergie in unserer Nahrung* ist sie erklärt. Dort findet sich auch ein leicht und rasch durchführbarer Test, um seinen Typ zu bestimmen. Entsprechende Ernährungstabellen ermöglichen mittels geschickter Kostauswahl »kühlen Typen«, sich etwa mittels Wurzelgemüsen zu wärmen, und »heißen«, sich mit Zitrusfrüchten abzukühlen. Dass Ingwer aufwärmt und Orangen eher kühlen, haben sicher die meisten schon erfahren.

Hilfreich sind hier als unterstützende Maßnahmen auch wärmende und entgiftende Gewürze wie Zimt, Chili, Rosmarin und Majoran oder eben Ingwer und Kurkuma zur Aufwärmung der Speisen. Sie lassen sich auch in Fußbädern oder als Massageöle einsetzen. Dazu könnten Wechselduschen, Saunagänge und genügend Bewegung an der frischen Luft zur Aufrechterhaltung der optimalen Körpertemperatur von 37 Grad beitragen.

Große Mengen grundsätzlich kühlender Rohkost wären dann erst einmal zu meiden oder jedenfalls durch Steigerung des Wurzelanteils und wärmender Kräuter und Gewürze auszubalancieren. Denn eine unter diesem Gesichtspunkt sorgfältig zubereitete Rohkost mit fermentierten, gekeimten und viel heilenden Enzymen, Vitalstoffen und Chlorophyll kann ihrerseits entscheidend zur Entgiftung und Entschlackung beitragen.

An erster Stelle aber sind auch hier die geistig-seelische Ebene und ein begeisterndes Leben zu sehen, das mit »heißem Herzen« für das eigene Dasein und auf eine gesunde Entwicklung und entsprechendes Wachstum brennt. Begeisterung für das eigene Leben und seine Themen und Aufgaben sind zudem der beste Dünger für unser Gehirn und damit auch die optimale Detox-Maßnahme auf dieser höchsten Körperebene.

Entschlackung durch aktives Schwitzen und umfassendes Loslassen

Bei der Grundsituation eines trägen Stoffwechsels, der den Abnahmewilligen frustrierende Erlebnisse auf der Waage und Jo-Jo-Effekte nach Diäten beschert, ist es naheliegend, dass auch der Abbau anderer, großteils im Fettgewebe abgelagerter Schlacken verzögert, wenn nicht blockiert wird.

Damit ist die Wiederankurbelung des Stoffwechsels eine vorrangige Forderung bei der Entschlackung. Der beste Weg besteht hier in milder, aber regelmäßiger Bewegung im sogenannten Sauerstoffgleichgewicht. Infrage kommen Ausdauerbewegungsarten wie forciertes Gehen, Laufen, Radfahren, Roll- und Schlittschuhfahren, Bergwandern, Langlaufen und Schwimmen, neudeutsch also Walking, Jogging, Skating, Spinning und so weiter. Am besten wählen wir somit Bewegungsarten, die möglichst viele Muskelgruppen einbeziehen wie forciertes Schwimmen im Gegensatz zu frisurschonendem Baden oder die alte Technik des Skilanglaufs, wobei die neue des Skatings schon wieder zu intensiv ist und die meisten in eine »Sauerstoffschuld« statt das notwendige Gleichgewicht führt.

Bei solchen sportlichen Bewegungsaktivitäten wäre gleich auch an die übergeordneten Ebenen in der Pyramide zu denken, zumal sie hier besonders gut zu integrieren sind. Beim Laufen können wir uns dank der dadurch ausgezeichneten Durchblutung bestens Gedanken machen, zum Beispiel darüber, wie es generell mit der eigenen Beweglichkeit steht und sie auch im übertragenen Sinn gegebenenfalls zu fördern wäre. Neben der seelischen lässt sich beim Ausdauersport auch die spirituelle Ebene leicht miteinbeziehen: Ausdauersportarten können sehr gut zu Meditationen in Bewegung werden und so auch weiter oben in der Hierarchie angesiedelte Bedürfnisse befriedigen. Die sich im Stoffwechsel zeigende Trägheit steht in Beziehung zur seelischen Ebene, und so ist es angemessen, auch die psychischen Belange mit einzubeziehen, wenn man sich an die Wiederaktivierung und Hebung des Grundumsatzes macht.

Das Geheimnis des Erfolgs aktiver Bewegung liegt – wie so oft – in der Mitte: zwischen den Polen Über- und Unterforderung. Ein sich ständig überfordernder Leistungssportler hat sicher wenig Chancen, ein umfassendes Körperbewusstsein zu entwickeln, weil ihm die Leichtigkeit und Lockerheit sowie das spielerische Element fehlen, die für ekstatische Erfahrungen ebenso wichtig sind wie körperliche Kondition. Leistungssportler werden den Körper oft sogar quälen, um ihn über seine Grenzen hinauszutreiben. Dabei wird der Körper fast zu ihrem Feind, den es zu besiegen gilt. Auf der anderen Seite nutzt es aber auch wenig, zu lässig vorzugehen. Gibt man sich völlig locker und meidet man jegliche Anstrengung, verspielt man gleichermaßen alle Chancen, da eine tragfähige Grundlage gar nicht erst entsteht. Wer nur etwas für sich tut, wenn ihm gerade der Sinn danach steht, wer nach wenigen Metern schon zu laufen aufhört, weil er ins Schwitzen gerät, bringt für den Körper heilsame Prozesse gar nicht erst in Gang. Auf einen einfachen Nenner gebracht: Wer sich *fördern* will, muss sich auch *fordern*, sollte sich aber keinesfalls dauernd überfordern. Oder wie der Volksmund die Gefahr der Extreme treffend umschreibt: »Zu wenig und zu viel sind der Narren Ziel.«

Ausdauersport und Kondition

Der Begriff »Kondition« stammt von dem lateinischen Wort *conditio* für »Beschaffenheit, Zustand, Bedingung«. Das Erfolgs- und Glücksgeheimnis ist, sich in einen optimalen Zustand zu versetzen, also gute Bedingungen durch entsprechendes Training zu verwirklichen. Dazu sind einige der traditionellen Sportarten geeignet, wenn man sie mit Maß und Ziel betreibt. Denn wie bereits ausgeführt, kann der Gesundheit sogar schaden, wenn hier des Guten zu viel getan wird.

Der Körper entwickelt beziehungsweise regeneriert durch das Ausdauertraining gleichsam mit jedem Schritt mehr von seiner ganz eigenen Art von Intelligenz, zu der auch gehört, dass seine eigenen Detox-Maßnahmen auf natürliche Weise (wieder) funktionieren. Wer wach dafür ist, wird diese Intelligenz immer mehr genießen und achten können. Nachdem jahrelang der intellektuelle Intelligenzquotient (IQ) vorrangiger Maßstab war, wurde endlich auch der emotionale (EQ) entdeckt. Es wird Zeit, nun ebenso die Körperintelligenz anzuerkennen. Wir könnten sie mit den Kürzeln KQ (Körperintelligenzquotient) oder BQ beziehungsweise BIQ *(Body Intelligence Quotient)* bezeichnen.

Regelmäßige Ausdauerbewegung im Atemgleichgewicht, das heißt, ohne zu hecheln, führt zur Mehrversorgung des Körpers mit dem Lebenselixier Sauerstoff. Im Sauerstoffgleichgewicht wird nicht mehr Energie verbraucht, als durch das Einatmen zur Verfügung steht. Auf diesem Weg können Zellen, Gewebe und Organe mehr als das Doppelte an Sauerstoff erhalten. Nicht zufällig geht die alte indische Tradition des Ayurveda davon aus, dass die Atemluft nicht nur Sauerstoff, sondern auch Prana, Lebenskraft, enthält. Aber selbst wenn man dies außer Acht lässt, sind die Ergebnisse in Bezug auf den Sauerstoff schon eindrucksvoll genug. Ausdauersport beziehungsweise Bewegung ist demnach auch immer eine Sauerstofftherapie. Alle Organe wie auch unser Gehirn profitieren dabei von der Mehrversorgung, wodurch auf allen Ebenen unserer Pyramide für eine bessere Funktion und Entgiftung gesorgt wird. Sie verbessert die Leistungen deutlich mess- und vor allem spürbar. Mit einem Sauerstoffplus können wir mehr verbrennen, besser verstoffwechseln und bekommen so mehr Energie zur Regeneration und Sanierung unserer »Baustellen«. Außerdem ist Sauerstoff der Feind von Krebs(zellen).

Sanftes Schwitzen erhöht die Fähigkeit des Organismus auszuscheiden, was er nicht mehr braucht, aber bisher nicht loswerden konnte. Seiner eingeborenen Intelligenz entsprechend nutzt er bereitwillig alle Wege der Ausscheidung, so auch die Gelegenheit des Schwitzens zu Entgiftung und Entschlackung, ähnlich wie der weibliche Organismus die Periode, wovon schon Hildegard von Bingen überzeugt war.

Und weil sich die Körperintelligenz mit dem Training noch weiter erhöht, verlangt der Organismus intuitiv mehr von dem, was er benötigt und was ihm hilft. Nach einer Eingewöhnungszeit von einem Monat bis etwa sechs Wochen wird er so nicht nur durch die automatisch zunehmende Fettverbrennung Gifte und Schlacken ausscheiden, sondern auch nebenbei sein Gewicht regulieren und sogar von sich aus ein größeres Bedürfnis nach Bewegung und nach Lebensmitteln entwickeln, die ihm zuträglich sind. Im Organismus hängt alles mit allem zusammen, und wie ein misslicher Umstand gleich den nächsten fördert, kann mit umgekehrten Vorzeichen auch wachsende Gesundheit im positiven Sinne ansteckend wirken, positive Synergien schaffen und eine Aufwärtsbewegung in Gang setzen.

Das funktioniert in unserem Körper und überträgt sich auf die Seele und möglicherweise auf unser soziales Umfeld: Wer sich bisher gern in Lokalen getroffen und Stunden in oft verbrauchter Luft verbracht hat, verabredet sich nun vielleicht zum gemeinsamen Filmeschauen, Joggen oder Tanzen. Auf diese Weise können sich aus Bekanntschaften Freundschaften entwickeln und vertiefen, aus Kommunikation Kommunion werden und aus Teufelskreisen besagte »Glücksspiralen«. Zu alldem lernt der Organismus, selbst vermehrt sogenannte Endorphine zu erzeugen, seine eigenen Glückshormone, wie etwa bei jenem als »Runners' High« bezeichneten kurzfristigen Glücksmoment, der denjenigen zufallen kann, die eine gewisse Zeit lang joggen und, wenn sie vermeintlich nicht mehr können, doch noch weiterlaufen und in dieses besondere Bewusstseinsfeld eintauchen.

Moderne Antidepressiva wirken über eine Steigerung des Serotoninspiegels im Blut und erhellen auf diese Weise das Gemüt. Einiges spricht dafür, dass der Serotoninspiegel durch richtige Bewegung im Sauerstoffgleichgewicht auf ganz natürliche Weise ebenfalls angehoben wird. So erklärt sich die gute, gehobene Stimmung vieler Läufer und anderer Ausdauersportler.

Die Euphorie, die sich nach einigen Wochen sanfter Bewegung nicht selten einstellt, lässt sich also auch biochemisch erklären und erleichtert diese aktive Art des Entgiftens, Entschlackens und Loslassens ungemein. Dass dabei auch der Stress »entsorgt« wird, lässt sich am sinkenden Bluthochdruck und am niedrigeren Cholesterinspiegel ablesen. Zusätzlich stärkt die regelmäßige Belastung im Ausdauerbereich das Gefäßsystem, um wachsende Muskeln noch besser mit Energie zu versorgen. Mediziner wissen, dass der Organismus nach einem Herzinfarkt versucht, mit sogenannten Kollateralgefäßen die Blockade zu umgehen. Zwar muss man seine Bypässe notfalls vom Herzchirurgen legen lassen, besser aber entwickeln sie sich gleichsam wie von selbst durch die Ernährungsumstellung auf veganes *Peace Food* und durch das Training des Herz-Kreislauf-Systems. Wer täglich eine halbe Stunde Ausdauertraining betreibt, ist da auf sehr gutem Wege, aber auch schon dreimal die Woche ist so viel besser, als gar nichts zu tun.

Ein weiterer Vorteil des Ausdauertrainings ist der Verbrauch des Stresshormons Adrenalin, das heute oft im Überfluss zum Gift wird. In früheren Zeiten unserer Entwicklungsgeschichte mussten die Menschen jede Herausforderung und vor allem Bedrohung unmittelbar mit einer körperlichen Reaktion erwidern: Im Kampf oder auf der Flucht waren sie auf ihre Muskeln angewiesen und forderten ihr Herz zu Höchstleistungen heraus, was zum schnellen Verbrauch des Adrenalins führte. Heute sitzen wir solche Situationen im Allgemeinen am Schreibtisch oder am Steuer unseres Autos aus und haben oft keine Chance, Stresshormone durch Bewegung wieder abzubauen. Das einmalige, mindestens halbstündige tägliche Training wird so zur wertvollen Möglichkeit, auch diesbezüglich »wieder mit sich ins Reine zu kommen«. Berufstätige, die das erkennen, fangen zunehmend an, den Heimweg vom Büro zu Fuß oder mit dem Fahrrad anzutreten. Mit jedem Schritt entfernt man sich auf diese Weise körperlich und emotional von den Ärgernissen des Tages und kommt wesentlich entspannter in den eigenen vier Wänden an.

Solch angenehm moderate Bewegung im Sauerstoffgleichgewicht, wie etwa beim Laufen auf vertrauter Strecke, ist also eine wundervolle Chance, auch im übertragenen Sinn Schlacken zu entsorgen. Während man hinter sich lässt, was zur Arbeit gehört und einen lange genug gestresst hat, ist es naheliegend, seinen Träumen und Wünschen Raum zu geben und – bestens durchblutet – über sein Leben nachzudenken.

Durch die regelmäßige Anregung des Stoffwechsels sinkt zum Beispiel auch der Harnsäurespiegel, und Gichtanfällen wird die Basis entzogen, um auf eine Verschlackung zurückzukommen, von der schon die Rede war.

Mit der bei allen Ausdauersportarten empfehlenswerten Betonung des Ausatmens – im Gegensatz zur aktiven Inspiration beim verbundenen Atem – wird außerdem vermehrt Kohlendioxid und damit Kohlensäure abgeatmet, die Stoffwechselsituation wird basischer. Somit ist moderate Bewegung auch ein vortreffliches Mittel gegen Übersäuerung, die entsteht, wenn wir uns physisch überfordern und der Körper zu wenig Sauerstoff bekommt. Er wehrt sich dann mit verstärkter Milchsäurebildung, die man beispielsweise beim Muskelkater als Schmerz spürt. Alles, was an Bewegung Muskelkater hervorruft, ist bereits übertrieben. Auch hier gilt: Weniger ist oft viel mehr – jedenfalls für die Gesundheit.

Nicht nur das als besonders gefährlich erachtete LDL-*(low-density-lipoprotein-)*Cholesterin, sondern auch die Blutfette (Triglyzeride) allgemein sinken durch Ausdauertraining, während die Leistungsfähigkeit des Immunsystems steigt. Bereits nach einer halbstündigen Trainingseinheit nehmen die Killerzellen der Abwehr um bis zu einem Drittel zu und können so noch besser ihrer schützend-aggressiven Aufgabe nachkommen, die bis zur Unterstützung bei der Heilung von Krebs geht. »Dem Krebs davonlaufen« ist tatsächlich ein erfolgversprechendes Programm und jedenfalls eine konkrete Therapiebegleitung. Die umfassende Krebsbehandlung ist natürlich auf weiteren Ebenen zusätzlich möglich und oft erforderlich. Solche Extremsituationen machen es noch wichtiger, das Training nicht zu übertreiben und auf keinen Fall eine »Sauerstoffschuld« einzugehen. Beim Laufen ist das zum Beispiel so lange gewährleistet, wie man gerade noch durch die Nase atmen kann. Zu viel (des Guten) wird die Abwehr nicht stärken, sondern im Gegenteil schwächen.

Durch regelmäßiges Ausdauertraining lassen sich auch die kleinen Zellkraftwerke der Mitochondrien deutlich und nachweislich vermehren – in Extremfällen wie bei Triathleten um bis zu 500 Prozent. Auch wenn das als ungesunde Übertreibung nicht empfehlenswert ist, zeigt diese Sportart dennoch, welches Potenzial wir haben: Unser ganzer Organismus – übrigens einschließlich des Gehirns – ist in jeder Lebensphase trainierbar. Doch auch wenn wir regelmäßig gemächlich laufen, schwimmen oder Rad fahren, nehmen unsere kleinen Zellkraftwerke an Zahl und Fähigkeit zu. Bereits eine Verdopplung resultiert in einer gewaltig zunehmenden Stoffwechselpotenz, die unsere Fähigkeit, zu verbrennen und damit zu entgiften wie zu entschlacken, erheblich verbessert. Hinzu kommt die wachsende Ausdauer, die lahme Enten in regelrechte Adler verwandeln kann.

Leben ist Bewegung. Bewegungslosigkeit lässt sich lediglich eine relativ kurze Zeit überleben. Bewegungsarmut führt in den allermeisten Fällen auch zur Verarmung an Körperintelligenz und Lebensfreude.

Glaubt man, den Anfang allein nicht zu schaffen, sucht man sich am besten eine(n) oder mehrere PartnerInnen. Denn wer beispielsweise zu einer bestimmten Zeit zum Laufen im Park verabredet ist, geht in der Regel auch hin, selbst wenn er vielleicht gerade keine große Lust dazu verspürt. Einzelkämpfer bleiben in solchen Situationen viel öfter auf dem Sofa liegen. Allerdings ist dann darauf zu achten, dass alle Teilnehmer konditionsmäßig in einer vergleichbaren Ausgangslage sind.

Ausdauersportarten mit Detox-Effekt

Es gibt viele Arten von Bewegung im Sauerstoffgleichgewicht. Von der Auslastung der Muskeln her gesehen ist der bereits erwähnte gute alte Skilanglauf noch effektiver als das Joggen, fordert er doch 90 Prozent unserer Muskeln, während zum Beispiel beim Radfahren lediglich etwa ein Drittel der Muskulatur aktiv ist – eben fast nur die unteren Extremitäten. Tatsächlich ist aber Radfahren traditionsgemäß sehr beliebt und rangiert vor allem im deutschsprachigen Raum unangefochten an erster Stelle. Dabei wäre lediglich darauf zu achten, dass es bis in einen gewissen

Anforderungsbereich geht, der leicht ins Schwitzen bringt, wozu wir uns allein fahrend oft nicht durchringen. In der Gruppe geht es dagegen eher, und wer sich beim Windschattenfahren geschickt abwechselt, verringert die Gefahr der Unter- oder Überforderung.

Beim Schwimmen sind wiederum deutlich mehr Muskeln im Spiel. Wollen wir allerdings Freude dabei haben und etwas bewegen, während wir uns bewegen, sollten wir es wie gesagt nicht mit Baden verwechseln. Wer gemächlich im Wasser seine Kreise zieht, hilft seinem Kreislauf nicht allzu effektiv. Aber auch das ist besser, als nichts zu tun. Richtiges Schwimmen ist für die Gelenke mit Abstand die schonendste Bewegungsart. Im Kraul- oder Schmetterlingsstil kommen naturgemäß mehr Muskeln zum Einsatz, ebenso beim Rückenschwimmen, wenn die Arme wie beim Raddampfer kreisen. Ideal ist ein Wechsel zwischen verschiedenen Stilen vom Kraulen, Delfin- über Rücken- bis Brustschwimmen, um möglichst viele Muskelgruppen zu fordern und zu fördern und Lungenkapazität und Stoffwechsel anzuregen.

Kinder laufen durchschnittlich 10, Erwachsene nur noch 3 bis 4 Kilometer am Tag. Auch in dieser Hinsicht sollten wir wieder werden wie die Kinder und versuchen, deren Pensum zu schaffen. Laufen ist nach wie vor eine der besten Fitness- und damit auch Detox-Möglichkeiten, da dadurch über zwei Drittel der Muskulatur eingesetzt werden.

Laufen im Sinne eines schnellen Gehens ist hier für viele auch ein guter Einstieg. Beim sogenannten Nordic Walking läuft man nach einer gewissen Technik mit Stöcken, um die Bewegung zu unterstützen und Rücken-, Arm- und Schulterbereich mit ins Training einzubeziehen. Wichtig ist dabei, die Technik so gut zu lernen, dass wirklich die Kraft der Rückenmuskeln mit ins Spiel kommt. Walken ist bei Gelenksproblemen oder Übergewicht sogar von großem Vorteil. Wenn es bis zu moderatem Schwitzen führt, ist es bezüglich Entgiften und Entschlacken dem Laufen gleichwertig.

Beim Laufen sind am wenigsten Hindernisse zu überwinden, und damit entfallen viele Ausreden. So bleibt diese bewährte Methode für die meisten auch die empfehlenswerteste. Natürlich ist es auf weichem Waldboden oder im Sand am Strand für die Gelenke viel besser als auf Asphaltstraßen, allerdings auch deutlich anstrengender.

Der altbewährte Waldlauf bleibt in vieler Hinsicht konkurrenzlos. Seit geraumer Zeit sind die im Wald auftretenden regenerierenden und therapeutischen Wirkungen sogar wissenschaftlich belegt, wie es beispielsweise in Clemens Arvays Buch *Der Biophilia-Effekt*[21] ausführlich dargestellt wird. In Japan wird das »heilsame Waldbaden« *(Shinrin Yoku)*[22] längst an Universitäten erforscht. Nirgendwo kann man besser mit sich »ins Reine« kommen als im Wald oder jedenfalls in der freien Natur, die von daher jedem Fitnessstudio vorzuziehen sind. Schon die Vorstellung eines Waldes voll alter Bäume, durch die die Sonne fällt und malerische Lichtspuren auf den Boden zeichnet, macht das auch gefühlsmäßig nachvollziehbar. Jeder Wald und insbesondere ein natürlicher von Mutter Natur geschaffener Mischwald steht symbolisch für das Unbewusste. So ist unser bewusstes Eindringen in das Reich der Bäume immer auch eine symbolische Mutprobe und zugleich ein Stück Regeneration für die Seele.

Der von den Bäumen tagsüber reichlich ausgeschiedene Sauerstoff gibt uns Energie, genau wie unser Kohlendioxidausstoß die Bäume nährt. Unser friedliches Eindringen in einen Wald ist schon von daher ein Austausch, der viele Synergien schafft. Außerdem sondern die Bäume Terpene ab, mit denen sie neben anderem untereinander kommunizieren und die auch unsere Widerstandskräfte stärken. Erstaunlicherweise sind diese am dichtesten konzentriert in einer Höhe von 1 bis 2 Metern, also da, wo sich in der Regel unsere Nase befindet.

Weicher Waldboden ist die beste Grundlage für unsere Füße, denn er federt die Schritte ab und schont auf diese Weise die Gelenke. Mit seinen Wurzeln und Ästen fordert er darüber hinaus unsere Achtsamkeit, Wachsamkeit und Anpassungsfähigkeit. Solch eine natürliche Umwelt bietet insgesamt mehr Freude als Tartanbahnen oder Laufbänder. Hinzu kommen die Düfte der Pflanzen, der Charme der jeweiligen Tages- und Jahreszeit und die Atmosphäre natürlicher Freiheit und anmachender Wildnis! All das nehmen wir mit jedem Schritt und Atemzug in uns auf – idealerweise sehr bewusst. Waldläufe fördern so nicht nur den Körper, sondern auch die Seele.

Das Eintauchen in den Augenblick und das Hinter-sich-Lassen des Bekannten und Routinierten lässt sich auch noch körperlich unterstützen durch Variieren der Laufstrecke, die Betonung des Ausatmens, das bewusste Loslassen der Schultern, durch das Benutzen kleiner Hanteln als sogenannte »Heavy Hands« und so weiter.

Ein Lauf am Morgen kann bestimmen, wie wir den ganzen Tag angehen und ihn durchhalten: langsam und bewusst oder zügig und erwartungsvoll? Mit Kraft, Ausdauer und Lebensfreude, weich und sanft oder offensiv, abwartend oder vorausplanend? Manche nehmen sich sogar spezielle Themen vor für den jeweiligen Tag, um laufend mit ihnen wirklich besser fertigzuwerden. Am Morgen könnten wir die Sonne genießen, die durch die Blätter fällt und jene Grünkraft *(viriditas)* ins Spiel des Lebens bringt, von der Hildegard von Bingen so schwärmte und empfahl, sie etwa 20 Minuten täglich auf sich einwirken zu lassen.

Ein Lauf am Abend wird helfen, den Tag auch biochemisch zu verarbeiten und seelisch zu verdauen. Die wichtigsten Themen und Probleme mögen hier nochmals auftauchen, um sie dann endgültig und gleichsam »laufend« abzuschließen. Mit unserem Tagewerk werden wir in dem Maße fertig, wie wir es abschließen und hinter uns lassen. Das macht uns erst so richtig offen und bereit für einen wirklichen Feierabend. Natürlich können wir das auch in einem Fitnessstudio oder zu Hause »am laufenden Band« erledigen, wobei aber Mutter Natur wie gesagt viele wundervolle Vorteile gegenüber der technischen Welt bietet.

Selbstverständlich kann man auch (s)einen Partner einladen und schweigend – während des Joggings – mit ihm und sich ins Reine kommen. Denn im gemeinsamen Rhythmus stetigen Laufens kann sich manches Problem auch ohne Worte lösen, was ja eine Form der geistigen Entschlackung ist. Oder wir nehmen ihn nur in Gedanken mit, um uns mit ihm auseinanderzusetzen. Laufend geht das leichter, weil die Durchblutung des Hirns dabei optimal und auch die des Herzens besser denn je ist.

Eine wundervolle, extrem stoffwechsel- und durchblutungsfördernde Bewegungsart hat sich in meinen Seminaren im italienischen Montegrotto entwickelt und gewinnt zunehmend an Popularität. Seitdem dort ein großzügiges Kneippbecken mitten im großen Thermalbecken angelegt wurde, lassen sich drei Fliegen mit einer Klappe schlagen und stoffwechsel-, durchblutungs- und kreislauffördernde Maßnahmen mit großem Gewinn kombinieren. Während das Thermalwasser Temperaturen zwischen 35,5 und 36 Grad Celsius erreicht, die der Hauttemperatur entsprechen und als sehr warm empfunden werden, liegen die des

Kneippbeckens je nach Jahreszeit mindestens 20 Grad tiefer. Wer nun im Thermalwasser zügig, aber deutlich unterhalb seiner Höchstleistung schwimmt, was den Atemfluss spürbar steigert, ohne Kurzatmigkeit zu bewirken, kann nach wenigen Minuten ins Kneippbecken wechseln und wird den Gegenpol nun sogar sehr genießen. Wenn er langsam und bewusst atmend Schritt für Schritt tiefer ins Kaltwasser geht, wird er ein stark zusammenziehendes Kältegefühl im ganzen Körper spüren. Wer in unserem speziellen Kneippbecken sogar ein paar Züge schwimmt oder besser noch (unter)taucht, erhöht den Effekt deutlich spürbar. Das Blut wird durch den langsamen Wechsel ins Kalte rasch aus der Haut, unserem größten Organ und Blutspeicher, zum Zentrum getrieben. Anschließend schnell ins Warmwasserbecken zu moderatem Schwimmen oder sanftem Ausschweben zurückgekehrt, wird ein verblüffendes Prickeln die Rückkehr des Blutes und des Lebens in die Körperperipherie anzeigen und dabei ein sehr anregendes Gefühl verbreiten.

Diese prickelnde Lebendigkeit lässt sich mit der Erkenntnis verbinden, wirklich viel für seine Durchblutung und damit auch für die Gefäße und die Entschlackung auf allen Ebenen zu tun. Bekanntlich steht das Alter in der ersten Lebenshälfte im Pass, in der zweiten aber lässt es sich verlässlich nur noch am Zustand der Gefäße ablesen. Sie werden durch dieses Wechselbad der Empfindungen wundervoll trainiert und lernen, sich wie bei keiner anderen mir bekannten Übung an die jeweiligen Gegebenheiten anzupassen und sich wohlzufühlen. Beim dritten Ganzkörper-Kneipp-Durchgang wird sich der Organismus schon so an das Wechselbad adaptiert haben, dass es deutlich weniger kalt oder gar unangenehm ist. Das hinzukommende Wechselbad der Empfindungen und Gefühle erhöht noch den Effekt der Anpassung, und so kommt zur Ganzkörperbelebung noch eine von Geist und Seele hinzu.

Gut geeignet für unsere Zwecke ist auch das sogenannte Aqua-Jogging. Dieses Laufen im brusttiefen Wasser kann viel Freude machen und den Charme der Langsamkeit mit effizienter Muskelbeanspruchung kombinieren. Das Wasser- und Seelenelement bremst erheblich und lässt uns in einen ungleich sanfteren, aber gerade deswegen angenehmen Rhythmus wechseln, der ebenfalls dafür sorgt, dass alles im Fluss bleibt und keine Stagnation auftritt.

Egal wofür wir uns entscheiden, am wichtigsten bleiben die Freude an der Bewegung und der Spaß, der aufkommt, wenn wir uns im Sauerstoffgleichgewicht auf den Weg machen. Letzteres bedeutet allerdings, dass die meisten vor allem von Männern bevorzugten Sportarten wie Fuß-, Hand- und Volleyball oder auch Tennis und Squash für Gesundheitsbewusste nicht infrage kommen. Sie führen zu ständiger Überlastung im Wechsel mit Phasen der Unterforderung. Auch Reiten ist – wegen der zu geringen Kreislaufbelastung – nicht geeignet. Das heißt, es ist ein sehr gutes Herz-Kreislauf-Training, aber nur für Pferde. Reiter ahnen das auch, wenn sie sagen: »Ich muss mein Pferd mal wieder bewegen.« Anschließend müssen sie eben sich selbst wieder bewegen und dazu absteigen.

Noch mehr gilt das fürs Golfen, von dem ein Freund einmal spöttisch sagte, es käme gleich nach Nasenbohren. Auf die für die Herz-Kreislauf-Situation notwendige und beim Golf nicht erreichte Belastung mag das zutreffen. Dennoch hat Golfen natürlich andere positive Aspekte, da es zum Beispiel die Konzentration wunderbar übt. Ein Ausdauersport ist es aber jedenfalls nicht, auch wenn es viel Ausdauer erfordert. Ähnlich kann natürlich auch Reiten sehr viel für die Balance und Achtsamkeit bewirken, nur um das Herz-Kreislauf-System und Entgiftung und Entschlackung in Gang zu bringen, reicht es nicht. Dazu wären stärkere Bewegungsmuster mit dem Ergebnis moderaten Schwitzens notwendig.

Tatsächlich geeignet sind neben Joggen, Walken, Schwimmen, Skilanglauf und Radfahren noch Inlineskaten, Rudern, Bergwandern und – besonders von Frauen sehr geschätzt – auch Tanzen. Während es ziemlich gleichgültig ist, mit welcher der angeführten Bewegungs- oder Sportarten wir in den Ausdauerbereich kommen, ist es zielführend, von Beginn an dorthin zu gelangen und mindestens eine halbe Stunde in diesem Bereich zu bleiben, ohne in Unter- oder Überforderung zu geraten. Wie gesagt: Letzteres verhindert die gewünschten Effekte und ist vor allem gefährlich, Ersteres ist ebenso harm- wie wirkungslos.

Die Antwort auf die Frage, wie oft man sich gezielt sportlich betätigen sollte, ist überraschend einfach: An allen Tagen, an denen ich esse, sollte ich mich auch gezielt bewegen! Lediglich beim Fasten, bei dem Bewegung allerdings besonders viel Freude bereitet, könnte man es gemütlicher »an-gehen« lassen.

Ganz wichtig ist, den ersten Monat durchzuhalten und sich jeden Tag – möglichst eben ohne Ausnahme – bewusst zu bewegen. So gelingt der Einstieg in ein kontinuierliches Detox- und Fitnessprogramm am leichtesten. Wenn dann anschließend all die positiven Wirkungen und Belohnungen spürbar werden, geht es ganz leicht, fast wie von selbst weiter, Monat für Monat und Jahr für Jahr ...

Herz-Kreislauf-Training

Sowohl in Bezug auf die Gesundheit wie auch auf Entgiftung und Entschlackung kommt ein gezieltes Herztraining deutlich vor dem vergleichsweise einseitigen Training der übrigen Muskulatur.

Herz-Kreislauf-Training ist ein Übungsprogramm, bei dem wir darauf achten, uns wie im Folgenden beschrieben ausreichend zu bewegen, um den Grundumsatz zu steigern, was die Verbrennung und damit auch Entgiftung und Entschlackung des Körpers mehr fördert als Muskelaufbauprogramme, wie sie beispielsweise Fitnessstudios zur Figurplanung anbieten.

Kräftigung und Dehnung sind natürlich auch wichtige Komponenten der Bewegung, bringen aber im Hinblick auf unser Thema deutlich weniger. Unser Herz müsste uns diesbezüglich am meisten »am Herzen liegen«, immerhin ist es ununterbrochen im Dienst.

Test

Den Zustand des Herzens und damit auch die Notwendigkeit von Trainings- wie Entschlackungsmöglichkeiten verrät am leichtesten ein einfacher Test des Ruhepulses: Man setzt oder legt sich entspannt hin und fasst sich mit dem Mittelfinger unterhalb des Kieferwinkels an den Hals und drückt leicht bis der Puls zu spüren ist. Vorsicht, auf der Suche nicht zu stark pressen. Nun auf dem Sekundenzeiger der Uhr die Schläge während 10 Sekunden zählen. Die ermittelte Zahl mit 6 multiplizieren und schon ist der einfachste Herztest fertig:

- Ein Ruhepuls um 50 verrät ein sehr gut trainiertes, leistungsfähiges und ökonomisch arbeitendes Herz-Kreislauf-System eines engagierten Ausdauersportlers.
- Ein Ruhepuls von 60 und weniger spricht für eine gute Effizienz des Herz-Kreislauf-Systems. Sie gilt es durch Ausdauerbewegung zu erhalten!
- Ein Ruhepuls um 70 zeigt bereits, dass die Lebensweise nicht spurlos am Herzen vorbeigegangen ist. Noch bevor die Signale des Körpers deutlicher werden, ist ein gezieltes Herz-Kreislauf-Training zur Verbesserung von Fitness und Entschlackung angezeigt. Die Situation ist, sobald die ersten Schritte getan sind, gut und wird sich rasch noch weiter verbessern.
- Ein Ruhepuls um 80 ist bereits ein Warnzeichen des Körpers mit Beeinträchtigungen bei Versorgung und Entgiftung und Entschlackung. Ein moderates Herz-Kreislauf-Training, das bis zum leichten Schwitzen führt, ist dringend notwendig und wirkt lebensverlängernd.
- Noch höhere Werte legen eine professionelle Beratung in der ärztlichen oder naturheilkundlichen Praxis nahe, wo man mit diesem Thema vertraut ist.

Geht es um den optimalen Leistungs- und Entgiftungsbereich, gilt für Männer meist: »Weniger ist mehr«, während Frauen von sich aus eher zu wenig machen, aber im Duett mit ihrem Partner wiederum zur Selbstüberforderung neigen. Die beste Entgiftung und Entschlackung findet tatsächlich im moderaten Ausdauerbereich statt, in dem die Fettverbrennung am effektivsten ist.

Für die Berechnung der sinnvollen Höchstbelastung im Trainingsbereich gilt, dass die Zahl 180 minus Lebensalter in Pulsschlägen die noch vertretbare Höchstbelastung ergibt, also zum Beispiel:

- für Sechzigjährige 180 – 60 = 120 Pulsschläge,
- für Fünfzigjährige 180 – 50 = 130 Pulsschläge und
- für Vierzigjährige 180 – 40 = 140 Pulsschläge.

Diese Pulsfrequenz sollte man während des Ausdauertrainings möglichst nicht überschreiten.

Der Bereich, der die Fettverbrennung und damit die Entschlackung sinnvoll anregt, liegt hingegen deutlich niedriger, nämlich noch mal um dreißig Pulsschläge, also zum Beispiel:

- für Sechzigjährige bei 180 – 60 – 30 = 90 Pulsschlägen,
- für Fünfzigjährige bei 180 – 50 – 30 = 100 Pulsschlägen und
- für Vierzigjährige bei 180 – 40 – 30 = 110 Pulsschlägen.

Die obere Grenze ist so lange nicht überschritten, wie man noch gut durch die Nase ein- und ausatmen beziehungsweise sich während der Bewegung unterhalten kann.

Gewichtsprobleme und Verbrennungshindernisse

Übergewicht erschwert jede Bewegung, auch die im Sauerstoffgleichgewicht, denn je beleibter man ist, desto beschwerlicher wird Bewegung, weil man so viel mehr mit sich herumschleppen muss. Deshalb neigt man dazu, Bewegung und damit zugleich Entschlackung zu vermeiden. Bei hohem Übergewicht beziehungsweise Fettleibigkeit (Adipositas) fallen die Themen Entgiften und Entschlacken so schwer und bleiben deshalb meist völlig auf der Strecke. Dabei sind sie umso notwendiger, je schwerer sie fallen und je schwerer man ist.

Bewegung ist vorrangig wichtig für den Organismus und (s) eine Art von Müllverbrennung. Sie rangiert nach dem Verstehen der seelischen Übergewichtsmuster und der Ernährungsumstellung an dritter Stelle zum erfolgreichen Abspecken.

Allerdings sind 2 Squash- oder Tennisstunden pro Woche, bei denen man sich voll verausgabt, keine Lösung. Zwar verbrennt man während solcher Überlastung Kalorien, aber erstens gar nicht so viele wie angenommen und gefühlt, und zweitens ist der Drang, sich anschließend mit einer üppigen Mahlzeit für die Tortur zu »belohnen«, viel zu groß. Somit ist die Mühe nicht nur meist vergebens, sondern tatsächlich oft sogar kontraproduktiv. Wer sich überlastet, verbrennt außerdem wenig Fett, sondern vor allem Kohlenhydrate, die schnelle Reserve des Organismus. Fett mit den darin eingelagerten Giften und Schlacken lässt sich in relevantem Ausmaß nur im Sauerstoffgleichgewicht verbrennen, weil dieser Prozess biochemisch auf Sauerstoff angewiesen ist. Auch beim Fasten verbrennt nur besonders viel Fett, wer einen guten Stoffwechsel hat, den er gegebenenfalls durch regelmäßige moderate Bewegung anregen müsste. Wer sich überfordert und das Sauerstoffgleichgewicht auf Dauer verlässt, läuft außerdem Gefahr, seinen Körper durch Milchsäurebildung zu übersäuern.

Völlig Untrainierte verbrennen anfangs sowohl bei Bewegung wie auch Fastenkuren und Diäten so besonders wenig Fett, weil ihr Organismus noch nicht darauf eingestellt ist. Ihnen fehlen die zur Fettverbrennung notwendigen Zellkraftwerke, die bereits erwähnten Mitochondrien, in ausreichender Zahl und in entsprechendem Trainingszustand. Es ist also sowohl zum Abnehmen als auch zum

Entschlacken notwendig, erst die Fettverbrennung in Gang zu bringen, das heißt, sich und seine Zellkraftwerke zu trainieren. Das geschieht am wirksamsten durch regelmäßiges Bewegungstraining. Für unsere Entgiftungs- und Entschlackungsabsicht sind die angegebenen Bewegungsarten im Sauerstoffgleichgewicht, die zu moderatem Schwitzen führen, am besten geeignet. Auch das sogenannte Intervalltraining hat den Effekt, die Mitochondrien zu fordern und zu fördern, ist aber für Detox-Zwecke weniger geeignet, da es ständig zwischen Über- und Unterforderung wechselt. Ebenso kann Krafttraining im Sinne von Muskelaufbau das Mitochondrienwachstum anregen, allerdings geringer, und für unsere Detox-Absichten bringt es weniger. Jede Mitochondrien-Aktivierung ist aber wirksam als Krebsvorbeugung.

Positiv ist, wie willig und rasch der Körper diesen Wachstumsprozess aufgreift und seine vorhandenen Kraftwerke hochfährt, neue schafft und in Dienst stellt. Es wird umso schneller gehen, je schlanker und fitter er früher war. So kann das Ergebnis sich innerhalb von nur vier Wochen schon sehr steigern, nach einem Vierteljahr regelmäßiger Bewegung wird das noch viel deutlicher werden. Voraussetzung ist dabei allerdings immer, im Sauerstoffgleichgewicht zu bleiben. Regelmäßige Ausdauerbewegung verändert insofern die Biochemie des Organismus bezüglich Vergiftung und Verschlackung wie auch Übergewicht in faszinierender Richtung: Einerseits verbessert sich die Fettverbrennung *laufend*, weil der Körper die dafür nötigen biochemischen Voraussetzungen schafft, zum anderen wächst die Muskulatur mit dem Training. Mehr Muskeln verbrauchen – während des (Muskel)trainings – natürlich auch mehr Fett. Dessen Abbau wiederum hat deutlich entschlackende Effekte, da das Fettgewebe als Teil des Bindegewebes unser Hauptspeicher für Ablagerungen ist.

Ideal ist obendrein, dass die solchermaßen gesteigerte Fettverbrennung und damit Entschlackung nicht nur während des Trainings erhöht bleibt, sondern auch in der übrigen Zeit weiterläuft. Selbst im Schlaf ist der Grundumsatz höher, und die Fettverbrennung geht weiter. Wir kommen sozusagen »schlafend« in Form. So ergibt sich ein Doppel- und Dreifacheffekt und schafft verblüffende Synergien. Um die Stoffwechselrate zu testen, wiegt man sich kurz vor dem Zubettgehen und morgens vor dem Wasserlassen gleich wieder. Wer so im Schlaf ein halbes Kilo oder mehr an Gewicht verloren hat, kann sich auf einen guten Grundumsatz verlassen. Ist das Ergebnis deutlich geringer, besteht Handlungs-, das heißt Bewegungsbedarf mit einer Bewegungsart im Sauerstoffgleichgewicht, die richtig Freude macht. Alles, was wir mit Be-geist-erung tun, bringt über die schon im Wort deutlich hervortretende Anregung des Geistes noch ungleich mehr.

Die Synergien gewinnen wie immer noch zusätzlich an Kraft, wenn zugleich eine Ernährungsumstellung auf *Peace Food* erfolgt und regelmäßige Fastenzeiten hinzukommen. Wie gesagt treten noch größere positive Effekte auf, wenn ebenfalls simultan die seelischen Übergewichtsmuster bearbeitet und gelöst werden. Das ganze Detox-Programm ist auf diese Weise viel mehr als die Summe seiner Teile.

Kondition und Loslassen

Es gibt zwei kulturell unterschiedliche Wege im Umgang mit dem Körper, seiner Instandhaltung und Regeneration, den östlichen und den westlichen, und beide können sich wundervoll ergänzen. Der Osten hat immer viel Wert auf sehr bewusste Bewegung gelegt, wie wir sie vomTai-Chi, Qigong und Yoga her kennen. Diese Übungen erhöhen grundsätzlich die Aufmerksamkeit und Achtsamkeit und dazu die Geschmeidigkeit in den Gelenken wie Muskeln und folglich in Bewegungsabläufen und im Leben. So verbessert sich etwa die Bildung der Gelenkflüssigkeit, und das erhält die Beweglichkeit und verhindert die Einlagerung von Schlacken und Giften sowie die Entwicklung von Arthrosen.

Allerdings lassen diese Übungen das Herz-Kreislauf-System weitgehend aus dem Spiel und verbessern auf diese Weise auch kaum die Kondition. Letztere ist jedoch, wie in diesem Kapitel dargestellt, ebenfalls sehr wichtig für ein gutes und gesundes Leben. Ideal wäre demnach die Verbindung beider Richtungen oder die Integration beider Ziele.

Während es schwer vorstellbar ist, mit klassischen Yoga-Asanas Kondition zu erwerben – allerdings gilt das nicht für die moderne Variante des Ashtanga-Yoga, bei dem richtiggehend sportlich trainiert wird –, ist es kein Problem, in sportliche Übungs- und Bewegungsabläufe Bewusstheit einfließen zu lassen. Eine wundervolle Möglichkeit, seinem Körper Gutes auf beiden Ebenen zu tun, ist die Verbindung beider Systeme. Das ist einfach, denn natürlich steht es uns offen, Ausdauertraining und Tai-Chi hintereinander auszuführen.

Die Verbindung von Ost und West geschieht zunehmend häufiger, und es gibt inzwischen auch hierzulande zahlreiche Anleitungen zu östlichen Übungen, zumal auch immer mehr östliche Lehrer den Weg in den Westen finden. Übungen wie die des israelischen Ingenieurs und Lehrers östlicher Kampfsportarten Moshé Feldenkrais[23] (1904–1984) und des US-amerikanischen Trainers von Zirkusakrobaten Milton Trager[24] (1908–1997) zum Beispiel versöhnen östliche Elemente mit westlichen Bewegungssystemen, allerdings ohne die Konditionskomponente einzubeziehen.

Besonders die nach ihrem Erfinder Trager benannte Variante hat den Vorteil, gleich von Anfang an viel Freude mit ins Spiel zu bringen und dem Körper zu tiefem Loslassen zu verhelfen. Dabei wird der Übende dahin geführt, sich völlig anzuvertrauen und die Kontrolle über seinen Bewegungsapparat weitgehend aufzugeben. Vor allem Letzteres bringt eine für Menschen des Westens mit ihren weitverbreiteten Loslassproblemen wunderbare Erfahrung ins Spiel des Lebens.

Trager hatte seinen sehr verspannten Klienten, den Akrobaten eines großen amerikanischen Zirkus, damit geholfen, dass er ihre Arme und Beine durch Ausschütteln so lange gelockert hatte, bis die Muskelverhärtungen sich lösten. Beim von uns weiterentwickelten und ausgeweiteten »Tragern« setzen wir gleich mehrere Behandler für einen Patienten ein. Dieser legt sich so entspannt wie möglich auf den Rücken, während er seinen Kopf und die vier Extremitäten jeweils Helfern übergibt, die diese sanft und bewusst ausschütteln und schließlich nur noch bewegen – am besten zu berührender Musik. Am Ende tanzen sie sozusagen mit seinen Körpergliedern zur selben Musik, aber nicht synchron und völlig unkoordiniert wie anfangs schon die Schüttelbewegungen. Die Helfer achten sogar geradezu darauf, alle synchronen Bewegungen von Armen und Beinen zu vermeiden und sogar ähnliche Bewegungsmuster der Glieder auszuschließen. Da weder der Patient noch sonst jemand an so vielen Stellen zugleich Kontrolle ausüben kann, wird der Intellekt schließlich müde und gibt auf, und so wird es schließlich möglich, wirklich auf der ganzen Linie loszulassen. Besondere Achtsamkeit ist natürlich beim Kopf nötig, der von Anfang an nur sehr sanft und vorsichtig bewegt werden darf. Bei der Haupt-Sache ist es naturgemäß für moderne »Intellekt-Tiger« besonders schwer, wirklich loszulassen. So ist es sinnvoll, den Kopf nur jemandem zu überlassen, dem man wirklich vertraut und sein(e) Haupt(sache) auch gern übergibt. Andererseits liegt gerade hier eine besondere Chance, das für so viele so wichtige Loslassen zu lernen.

Die ultimative Steigerung ist, diese Übung ins körperwarme Thermalwasser zu verlegen. Nach nur 10 Minuten sind die meisten Übenden gelöster und gelassener, entspannter und viele sogar in einer Art beglückender Trance. In den Jahrzehnten meiner Seminare im Thermalbad Montegrotto haben wir das oft und beglückend erleben dürfen. Hier kommt noch als weitere Synergie das körperwarme Wasser hinzu, das mit der Zeit die Körpergrenzen zu öffnen hilft, da keine Unterscheidung zwischen innen und außen mehr möglich ist. Wenn aber die Grenzen verschwimmen, wird die Wahrnehmung grenzenlos. Und wo die Zentrale die Kontrolle aufgibt und die Grenzen sich auflösen, werden Einheitserfahrungen möglich, von denen wir schon gehört haben, wie leicht sie umfassendes Loslassen auf allen Ebenen ermöglichen.

Bei der Feldenkrais-Methode ging es dem Begründer vor allem darum, Achtsamkeit in verschiedene Regionen und Bereiche des Körpers zu bringen. Insofern ist sie ein Vorläufer der heutigen Mindfulness-Welle. Legen Sie sich zum Beispiel auf den Rücken mit zu den Seiten ausgestreckten Armen und nach oben offenen Händen, und nehmen sich jetzt viel Zeit, die Arme in dieser ausgestreckten Position in Zeitlupe und ganz bewusst vom Boden zu heben, sodass sich nach 5 oder besser noch 10 Minuten die Handflächen in katholischer Gebetsposition in der Mitte hoch über dem Kopf vor dem Gesicht treffen. Diese Übung wird verblüffende Bewusstheit in die Arme lenken. Ihrer beeindruckenden Einfachheit sieht man ihre bezaubernden Effekte gar nicht an, Region für Region lässt sich so im eigenen Körperhaus mit Bewusstsein durchfluten.

Am Ende ist das Ergebnis – nach meinen Erfahrungen – ähnlich wie beim Tragern so viel tiefer als mit den ungleich aktiveren schweißtreibenden typisch westlichen Methoden. Auch wenn diese mit dem Schweiß natürlich ein Lösungsmittel für Gifte und Schlacken zur Verfügung stellen, ist tiefes Loslassen doch ungleich (er)lösender und viel entspannender.

Entschlackung durch passives Schwitzen

Eine deutliche, wenn auch passive Stoffwechselanregung bringt die Anwendung von Wärme zum Beispiel in der klassischen Sauna, der Infrarotkabine, der Schwitzgrotte oder in sehr milder Form auch noch im Tepidarium, dem Wärmeraum im römischen Bad (vom lateinischen *tepidus* [lauwarm]). All diese Wärmeanwendungen erleben im Zuge des Wellness-Booms eine Renaissance – bis hin zur Entdeckung des Hamams, des türkischen Dampfbads, und sogar der indianischen Schwitzhütte, die allerdings für westliche Menschen bereits auf eine Art Psychotherapie hinausläuft. So nah wie die Indianer wollen die meisten Mutter Erde dann doch nicht kommen, wobei es wundervoll mit Elektronen versorgt und damit Antioxidantien-Wirkung hat.

Es ist längst erwiesen, wie schonend und doch tiefgehend vor allem die milden Wärmeanwendungen in Biosauna, Schwitzgrotte und Tepidarium wirken. Der Organismus wird nicht schockiert, wie es beispielsweise beim schlimmsten, aber durchaus üblichen Missbrauch der Sauna geschieht. In Fitnessclubs und Hotelsaunen kann man tatsächlich erleben, wie bei extrem langer Verweildauer in der auf annähernd 100 Grad Celsius erhitzten finnischen Sauna Aufgüsse als Mutproben missverstanden werden und darauf der abrupte Kälteschock im Tauchbecken folgt. So wird ein an sich gesunder Effekt in sein Gegenteil verkehrt, was bis hin zu (lebens)gefährlichen Blutdruckspitzen(werten) führen kann.

Bei den milden Anwendungen (gut 50 Grad in Schwitzgrotten und Biosaunen, um 38 Grad im Tepidarium) hat der Körper ausreichend Zeit, sich zu akklimatisieren und in seiner eigenen Zeit schwitzend zu reagieren. Es gibt verschiedene Hinweise, dass er solche Situationen auch viel besser zur Entgiftung nutzen kann als den Hitzeüberfall bei Temperaturen über 90 Grad. Der Eindruck bestätigt sich zunehmend, dass der Organismus beim Hitzeschock seine Hautgrenze eher dichtmacht und über den fast panischen Ausstoß von Schwitzwasser versucht, seine Kerntemperatur mittels Verdunstungskälte bei circa 37 Grad zu halten. Auch fühlt sich der im wahrsten Sinne des Wortes schnell ausbrechende Schweiß in der finnischen Sauna jedenfalls ganz anders an als etwa jener, der sich über eine Stunde im Tepidarium langsam entwickelt. Dieser wirkt deutlich »gehaltvoller« und irgendwie geradezu dickflüssiger.

Noch gravierender ist dieser Unterschied bei der Infrarotkabine, die mit Recht gar nicht als Sauna bezeichnet wird. Hierbei handelt es sich vielmehr um eine medizinisch hochwirksame Maßnahme. Zahlreiche Infrarotstrahler überlisten den Körper gleichsam, indem sie ihre Wärme tiefer in ihn hineinbringen, ohne dass er auf der Oberfläche die Chance hätte, sie abzuwehren. Dadurch kommt es offenbar auch zu tieferen Entschlackungsmaßnahmen, was wiederum aus einem subjektiv dickflüssigeren Schweiß zu schließen ist.

In meiner Infrarotkabine erreiche ich bei voller Leistung und Überlänge der Behandlung (über 30 Minuten) sogar leichtes Fieber bis zu 38,5 Grad, und das alles bei subjektiv guter Verträglichkeit, denn die Temperatur in der Kabine bleibt eher unter 45 Grad. Die Schweißentwicklung ist trotz deutlich niedrigerer Temperatur in der Infrarotkabine enorm.

Hierzu wissen wir einiges durch gut untersuchte Fiebertherapien, die als Hyperthermie immer mehr Eingang etwa in die Krebstherapie finden. Die guten Erfahrungen mit der Fiebertherapie dürften einerseits der bei Fieber besseren Abwehrlage zu danken sein, andererseits wohl auch dem radikalen Detox-Effekt solcher Maßnahmen.

Persönlich gewann ich im Langzeiteinsatz den Eindruck, dass die regelmäßige Benutzung der Infrarotkabine ausleitend und sogar zehrend wirkt, wie es bei sehr verschlackten und übergewichtigen Personen durchaus erwünscht wäre. Allerdings ist wie bei allen Wärmeanwendungen natürlich strengstens darauf zu achten, den durch das Schwitzen entstandenen Gewichtsverlust anschließend sofort wieder auszugleichen, indem man genug gutes Wasser trinkt.

Mit Wärmeanwendungen zum Zwecke der Entschlackung lassen sich leicht und wenig aufdringlich meditative Elemente kombinieren, am schönsten natürlich im Tepidarium, da seine sanfte Art des Schwitzens schon an sich etwas Meditatives hat, während einem in der heißen finnischen Sauna bei pochendem Herzen kaum nach Meditation zumute sein wird. Aus Fasten-Wander-Seminaren weiß ich, wie viel nach einem anstrengenden Tag auf Schusters Rappen eine geführte Meditation im Tepidarium zusätzlich an Loslassen und Entschlacken bringen kann. Die Entspannung geht so tief, dass nicht wenige zum Einschlafen neigen und andere in noch tiefere Tranceebenen sinken. Hier kommen dann von der untersten körperlichen über emotionale auch seelische Ebenen zum Tragen. Eigentlich gibt es kaum einen schöneren Platz für eine zugleich entschlackende und entspannende Meditation als ein Tepidarium – eine Erfahrung, die wie gesagt schon die alten Römer kannten und zu schätzen wussten und wir in TamanGa gerne nutzen.

Entschlackung durch richtiges Trinken

Trinkkuren im Allgemeinen und spezielle Teekuren erfreuten sich früher deutlich größerer Beliebtheit als heutzutage. Glücklicherweise gibt es aber seit geraumer Zeit wieder einen Aufschwung bei der medizinischen Anwendung von Wasser und Salz und durch den Fastenboom auch bei Tees. Man konnte zeitweise beim Wasser wirklich geradezu von einem Hype sprechen. Nachdem sich viel zu lange niemand um dieses Thema gekümmert hat, schienen sich nun plötzlich viele darum zu sorgen und auch einiges in vermeintlich gutes Wasser zu investieren.

Gerade bei Entschlackungsmaßnahmen wie dem Fasten, aber auch bei Kostumstellungen ist es zwingend erforderlich, reichlich Flüssigkeit zu sich zu nehmen. Am besten trinkt man viel gutes Wasser, um die gelösten Schlacken später auch aus dem Körper ausscheiden zu können. Je nach Typ sind hier 2 bis 3 Liter als Minimum anzusehen. Diese Trinkmenge kann man danach durchaus beibehalten, um die neuerliche Einlagerung von Stoffwechselschlacken zu minimieren.

Es spricht zudem alles dafür, dass Wasser nicht nur als Transportmittel, sondern an sich entschlackend wirkt. Zu diesem Zweck sind Mineralwässer weniger zu empfehlen, die schon reichlich mit Stoffen, eben Mineralien, überladen sind, sondern möglichst aufnahmebereite »leere« Wässer. Allerdings sollten sie – nach meinen Erfahrungen – nicht einmal zu Kurzwecken ganz mineralienfrei sein wie mittels Umkehrosmose oder auch Destillation gänzlich von allen Beimengungen befreite Wässer. Für Entschlackungskuren sind solch mineralarmen Wässer bedenkenlos vertretbar, auf Dauer werden sie den meisten aber nicht schmecken und vielfach auch nicht bekommen.

In der indisch-ayurvedischen Tradition wird dieser Gedanke noch einen Schritt weitergeführt, indem das Wasser vor dem Genuss eine Viertelstunde lang gekocht wird. Danach ist es auch auf Schwingungsebene leer. Ein homöopathisches Mittel oder eine Bach-Blüten-Mischung würde durch diese Behandlung ihre Wirkung verlieren, weil die rasende Molekularbewegung beim Kochen des Wassers alle in ihm gespeicherten Strukturen, Muster oder Cluster löscht. An diesem Punkt scheiden sich aber die (Wasser-)Geister. Die meisten Experten bestehen darauf, dass ihre Wässer gerade wegen der darin enthaltenen Schwingungen die besten Wirkungen auch für die Entschlackung erzielen. Allein schon die jahrhundertealte Erfahrung mit speziellen Heilquellen spricht sehr für diese Einschätzung, was sich auch mit meiner persönlichen Erfahrung deckt.

Noch ein weiterer Schritt geht dahin, dem Wasser nicht nur den Sauerstoff wieder hinzuzufügen, den es als Quellwasser ursprünglich besaß, sondern ihm noch zusätzlich Sauerstoff zuzuleiten, sodass die bis zu sechsfache Menge darin untergebracht werden kann. Wenn man bedenkt, dass verschlackte Gewebe besonders unter Energiemangel leiden, ergibt sich auch hier ein interessanter Ansatz zur Entschlackung, der im Gegensatz zu den Versuchen der Energetisierung von Wasser sogar eine naturwissenschaftliche Basis hat. Eine entsprechende Werbung wie »Trinken Sie Ihren Waldlauf« geht allerdings zu weit, denn das aktive Schwitzen im nachweislich heilsamen Wald ist durch Trinken nicht zu ersetzen, sondern sollte mit ihm in sinnvoller Weise kombiniert werden. Persönliche Erfahrungen mit sauerstoffangereichertem Wasser konnten mich allerdings nicht überzeugen. Da ist wohl bewusstes Atmen und insbesondere der verbundene Atem die ungleich bessere Methode, um für die Zufuhr von genügend Sauerstoff zu sorgen. Deren Ergebnisse sind sofort und nachhaltig spürbar, nicht nur für mich, sondern praktisch für alle, die Reisen damit probiert haben (siehe den anschließenden Abschnitt).

Unser wichtigstes Lebensmittel und zugleich das beste Mittel für Entgiftung und Entschlackung ist nach vielen Versuchen und großen Investitionen reichlich gutes Wasser aus reifen Quellen. Das sind solche, deren Wasser nach dem Prinzip des artesischen Brunnens von allein an die Oberfläche tritt. Dieses Wasser sollte man unbedingt in Glas- statt in Plastikflaschen abfüllen. Früher habe ich auch gutes Grundwasser propagiert, aber diese Zeiten sind lange vorbei, da der Zustand unseres Leitungswassers heutzutage weit von den besten Möglichkeiten von Mutter Natur entfernt ist. Die Verschmutzung von Böden und Gewässern hat nämlich auch zwangsläufig Folgen für die Trinkwasserqualität, obwohl nach offizieller Erklärung für die Gesundheit bedenkliche Grenzwerte nicht überschritten werden. Wer ein Buch wie *Die Mineralwasser- und Getränke-Mafia* von Marion Schimmelpfennig[25] gelesen hat, für das ich das Vorwort schreiben durfte, hat jedoch mehr und ganz anderes erfahren.

Wässer aus reifen Quellen in Leichtglasflaschen sind eine gute und heute wohl die beste Lösung. Sie haben solch eine Regenerationskraft, dass man über zwei Wochen aus derselben Flasche trinken kann, ohne das Wasser zum »Kippen« zu bringen. Der bayrische Quellwasserabfüller St. Leonhards zum Beispiel hat das auch von wissenschaftlicher Seite bakteriologisch untersuchen lassen und konnte tatsächlich belegen, dass die Keimzahlen nach solchen Kostproben sogar wieder zurückgehen, wenn man die Flaschen stehen lässt.[26] So groß ist die Regenerationskraft dieses reifen Wassers. In unserem Organismus dürfte es ganz ähnliche Kräfte entfalten. Persönlich habe ich dieses Quellwasser über vierzehn Tage im Sommer getestet, indem ich täglich mit dem Mund aus einer Flasche trank und keinerlei Qualitätseinbußen erlebte.

In unserem Heilungsbiotop TamanGa machen wir inzwischen vor jedem Fasten-, aber auch Meditationskurs und für neue Gäste eine Wasserprobe wie andere eine Weinverkostung. Dabei kann jeder in Ruhe sein persönliches Wasser finden. Die Flaschen sind ohne Etikett, es handelt sich also um eine sogenannte Blindverkostung. Bei circa zehn Sorten zur Auswahl wählt kaum ein(e) Teilnehmer(in) ein Wasser aus unseren ebenfalls vorhandenen teuren Aufbereitungsanlagen. Weit vorn schnitten jeweils die reifen Quellen von St. Leonhards ab. Außerdem ist darauf zu achten, dass Wasser nicht nur in attraktiven Glasflaschen geliefert wird, sondern diese auch zurückgenommen werden, in unseren ökologisch erwachenden Zeiten in meinen Augen zwingend.

Wer »sein Wasser« gefunden hat, das ihm am besten schmeckt, kann leichter die zum Fasten notwendigen zwei Liter pro Tag schaffen. Ausdrücke wie »süffig«, »leicht« und »schmeckt mir richtig gut« machen den Weg über den eigenen Geschmack zum Königsweg. Für die Unterstützung beim Entgiften und Entschlacken während des Fastens war dieser Schritt zum Auffinden des eigenen individuellen Wassers ein wirklich entscheidender, der uns und unsere Patient(inn)en sehr viel gebracht hat. Aber auch unabhängig vom Fasten würde ich jedem diesen Schritt nicht nur kurweise, sondern generell empfehlen. Sein eigenes wohlschmeckendes individuelles Wasser zu haben ist ein großer Schatz und eine dauernde Quelle der Entgiftung und Entschlackung mit beständigem Detox-Effekt.

Quellwasser kann man sich in vielen guten Naturkost- oder Bioläden und manchen Reformhäusern besorgen. Von Wasseraufbereitungsanlagen würde ich heute abraten, da sich der persönliche Geschmack mit der Zeit ändert. Diese meist teuren Vorrichtungen wechselt man in der Regel nicht so schnell, und sie werden dann eher zur Last, wenn das Wasser nicht mehr schmeckt. In TamanGa jedenfalls hat nach einigen Monaten niemand mehr basisches Wasser oder mittels Gegenstrom-Osmose völlig entleertes Wasser trinken mögen, sondern ausnahmslos alle sind auf Quellwasser umgestiegen.

Wie sollen Sie nun vorgehen beim sensorischen Wassertest? Es hat sich wie gesagt bewährt, die Verkostung wirklich »blind« durchzuführen und sich dabei hinreichend Zeit zu lassen. Wir lösen die Etiketten von den Flaschen und markieren sie mit Nummern. Dann rate ich, schluckweise und von keiner Sorte zu viel zu trinken und wirklich abzuschmecken, wie man es bei einer Weinprobe mit edlen Tropfen praktiziert (mit Blick auf die Gesundheit sind gute Wässer tatsächlich noch edler). Es wäre nämlich schlecht, sich einen »Wasserbauch« aufzufüllen, genau wie es auch danebenginge, sich bei einer Weinprobe zu betrinken.

Weiter rate ich, sich jeweils das am besten mundende Wasser zu merken und es gegen die neuen Kostproben zu testen. Wenn eine neue sehr gut schmeckt, ist es geschickt, die beiden in direkten Geschmacksvergleich zu nehmen und mit dem neuen Favoriten im Vergleich weiter zu testen. Der Weg über die eigene Intuition, und dazu ist der persönliche Geschmack wirklich zu rechnen, hat sich tatsächlich als der mit Abstand beste erwiesen.

Er ist jedenfalls viel besser, als verschiedene Heilwässer aus ärztlicher Position nach Indikationen zuzuordnen. Wenn ich nachher prüfe, wer welches Wasser »blind« und seinem Geschmack folgend gewählt hat, und die erzielten Ergebnisse sehe, bin ich immer wieder überrascht, wie weise die individuellen Geschmacksknospen entscheiden. Das praktische Vorgehen ist einfach. Mit den sieben reifen Quellen von St. Leonhards, die es in vielen Bioläden gibt und die man übers Internet bestellen kann, ist schon einmal eine gute Grundausstattung vorhanden, die man nach Lust und Laune durch andere Quellen aus der eigenen Umgebung oder aus entsprechenden Bioläden ergänzen oder ersetzen kann. Viel mehr als zehn haben sich sowieso nicht bewährt. Auch bei Weinproben liegt die Lösung nicht in der Quantität, sondern in der Qualität …

Entschlackung durch verbundenen Atem

Übersäuerung ist tatsächlich heute auch ein wesentliches, wenn nicht das Verschlackungsthema. Wenn wir davon ausgehen, dass viele Krankheitsbilder und vor allem Krebs entscheidend von einem sauren Milieu im Organismus begünstigt werden und sogar abhängen, mag die ganze Bedeutung dieses Punktes offenbar werden. Der deutsche Arzt und Chemiker Otto Heinrich Warburg (1883–1970) hat das schon Anfang des letzten Jahrhunderts herausgefunden und im Jahr 1931 den Nobelpreis für Medizin dafür erhalten, doch die pharmakonzernorientierte Schulmedizin zog nicht die nötigen Konsequenzen daraus. Aus persönlicher Erfahrung kenne ich aber viele Patienten, die mit entsprechend basischer beziehungsweise ketogener Peace-Food-Kost (später dazu mehr) ihr Leben bewahrten, statt den Sterbevoraussagen der Schulmedizin zu folgen, die aus deren Statistiken folgen.

Wir nehmen heute auf so vielen Ebenen zu viel Säure zu uns und produzieren sowohl im Mikrokosmos Körper als auch im Makrokosmos Welt unangenehme bis (lebens)gefährliche Konsequenzen. Die Übersäuerung entspricht der Überbetonung des archetypisch männlichen Pols auf allen Ebenen. Denn Säuren sind charakterisiert durch das Ausstoßen von Protonen, was dem männlichen Prinzip entspricht, und Basen durch deren Aufnahme, was archetypisch weiblich ist. Beim verbundenen Atem können wir mehr Säure – und entsprechendes Sauersein – als mit jeder anderen mir bekannten Übung loslassen. Wir atmen dabei verstärkt mittels tiefer Atemzüge durch die Nase ein und lassen den Ausatem ohne Pause passiv geschehen. Aus- und Einatem sind auf diese Weise ununterbrochen miteinander verbunden. So erreichen wir ein ungleich größeres Atemvolumen wie auch eine höhere Atemfrequenz. Diese beiden Maßnahmen führen zu einem erheblich erhöhten Abatmen von Kohlendioxid (CO_2). Das ergibt zusammen mit Wasser (H_2O) H_2CO_3, also Kohlensäure. Dieser erhebliche Verlust von Kohlensäure lässt den Organismus insgesamt deutlich alkalischer werden, und zwar in einem Ausmaß, wie man das mit keiner anderen Methode zu erreichen scheint. Insofern ist mir der verbundene Atem eine unverzichtbare Begleitmaßnahme bei allen Behandlungen von Krebserkrankungen.

Natürlich ist das nur ein Nebeneffekt dieser wundervollen Atemtherapie, aber ein im Hinblick auf die Entschlackung doch sehr entscheidender. Schon nach einer Sitzung mit dem verbundenen Atem können viele Menschen spüren, wie viel geschmeidiger und fließender sich der Strom ihrer Lebensenergie bewegt und wie sie selbst besser in Kontakt mit sich und ihrer Mitwelt kommen.

Die ersten Schritte des verbundenen Atems sollte man nicht ohne qualifizierte therapeutische Begleitung tun, zum Beispiel in unserem Heilungsbiotop in TamanGa oder im Heilkunde-Zentrum Johanniskirchen (siehe Anhang). Nach Eingabe der Stichwörter »Netzwerk verbundener Atem« oder »Verbundener Atem« findet sich über die Suchmaschine Qwant sehr wahrscheinlich auch eine Möglichkeit in Ihrer Nähe.

In einer ersten Phase des Ankommens ist es bei der »Dramaturgie« des verbundenen Atemprozesses wichtig, dass der Atmende bequem und entspannt liegen kann, dass die Umgebung stimmt und er sich angenommen und am richtigen Ort fühlt.

Anschließend geht es darum, ihn in den Augenblick zu führen. Mittels einer geeigneten Trance-Induktion wird der Betreuer den Klienten, so gut es geht, ans Hier und Jetzt holen und für die notwendige Erdung sorgen. Schließlich wird die Aufmerksamkeit immer mehr auf den Atem fokussiert.

Im Anschluss beginnt in einer dritten Phase der eigentliche Atemprozess mit der – in verschiedene Bilder gekleideten – Aufforderung, verbunden und tief, voll bewusst zu atmen. Betont werden das aktive Ein- und das passive Ausatmen. Das Wichtigste dabei ist, den Klienten bewusst und rund atmen zu lassen und so viel Energie wie möglich in den Prozess zu kanalisieren.

Wenn die Energie fließt, werden sich häufig in einer vierten Phase vorhandene Blockaden manifestieren. Das können Erfahrungen der Enge, ein Druckgefühl, die Wahrnehmung von Energiephänomenen wie Kribbeln und Vibrieren bis zu Schmerzen sein. Der Klient wird dabei anhaltend im Atemprozess bestärkt mit dem Hinweis, dass der Atem mit Sicherheit durch alles hindurchführen wird, wenn er nur weiter auf seine Kraft vertraut. Besonders dem zum ersten Mal so Atmenden wird die Angst genommen, und ihm wird bestätigt, dass alles, was er durchlebt, so in Ordnung ist. Selbstverständlich kann das bei einem so sensiblen Prozess nur gelingen, wenn der Therapeut davon selbst überzeugt ist. Und das kann er nur sein, wenn er intensive eigene Erfahrungen und eine fundierte Ausbildung hat.

In einer fünften, sogenannten Durchbruchphase geht es darum, die sich eventuell immer bedrohlicher auftürmenden Barrieren und Engpässe im Körper und in der Seele zu überwinden. Hier ist es wichtig, Mut zu machen (»Sie schaffen es jetzt ... ganz bewusst ... in diesem Moment ... ist alles möglich«). Während dieser Phase kann eine Atembefreiung mit spontaner und schlagartiger Lösung aller Krämpfe und Blockaden in einem Moment erlebt werden.

In der sechsten, der Ausklangphase werden die Früchte der Anstrengung und des eventuellen »Kampfes« geerntet und genossen. Der Klient spürt die eigenen Energien und einen Überfluss von Lebenskraft. Im Idealfall geschieht der Atem nun wie von selbst, und Erfahrungen von Grenzenlosigkeit und unendlicher Weite und Leichtigkeit werden erfahren. Der Therapeut sorgt jetzt für einen entsprechend geschützten Raum.

Bevor er sich vom Klienten verabschiedet, muss er sich davon überzeugen, dass sein Schützling problemlos in die polare und geschäftige Welt der Gegensätze entlassen werden kann. Das ist umso wichtiger, je weiter der Klient sich bei dieser Sitzung der Einheit angenähert hatte. Es ist ratsam, den eben geschaffenen Freiraum nicht mit Gesprächen über Probleme und ungute Erfahrungen zu füllen. Es hat sich vielmehr bewährt, den Klienten darauf hinzuweisen, dass er selbst bewusst entscheiden kann, womit er den befreiten Raum füllen will. Alles Laute, Schnelle, Hektische kann jetzt tief gehen und ist eher zu meiden. Sinnvoll ist ein langer und tiefer Blick in den Spiegel, um sich mit der anderen, weicheren und gefühlsbetonten Seite der Seele vertraut zu machen, die man meistens noch einige Zeit durch die eigenen Augen sehen kann …

Auch beim verbundenen Atem gilt also wieder das Primat des Geistig-Seelischen. Wir übersäuern unseren Körper natürlich vorrangig durch unser »Sauersein« im mentalen Sinne. Wer seelisch sauer auf sich oder andere ist, produziert auch im Körper mehr Säure, wie ich seit Jahrzehnten bei meinen vielen Fastenseminaren erleben kann. Insofern ist – einmal mehr – alles, was unsere Stimmung hebt und Begeisterung in unser Leben bringt, von unschätzbarem Wert für Detox von der untersten bis zur höchsten Ebene.

Entgiftung und Entschlackung durch gesundes Essen

Dennoch ist auch die körperliche Aufnahme von zu viel Säure ein immer ernster zu nehmendes Problem. Wir essen durchschnittlich viel zu viel tierisches Fett und damit die entsprechenden Fettsäuren, jedoch im Verhältnis noch mehr und erst recht viel zu viel tierisches Protein, das aus Aminosäuren besteht. Zu allem Überfluss trägt der übermäßige Konsum von Süßigkeiten ebenfalls erheblich zur Übersäuerung bei. Solche Ernährungsgewohnheiten kann man aber sehr leicht ändern, ohne dass man sich dabei einschränken oder auf den Genuss köstlicher Speisen verzichten müsste.

Eine ausgewogene artgerechte Ernährung im Sinne des *Peace Food* hat eine durchgreifend entschlackende Wirkung, schon weil sie erheblich entsäuernd wirkt. Sie würde die Eiweiß- und Fettmast durch Tierprodukte beenden, die so besonders zur Übersäuerung beiträgt und unter der heute große Teile der Bevölkerung leiden, ohne es sich einzugestehen, weil sie von fortbildungsresistenten Medizinern nicht ausreichend aufgeklärt werden.

Der Mensch ist *natürlich* vom Gebiss und vom Verdauungstrakt her Omnivore oder »Allesfresser«, aber wenn man ihn irgendwo zwischen Kuh und Tiger einordnen müsste, käme er doch der Kuh recht nahe. Das heißt, wir dürften demnach ein- bis höchstens zweimal im Monat eine Fleischportion essen. Alles andere entspricht nicht unserer Art und leistet vielen Verschlackungsproblemen Vorschub. Heute können wir es uns spielend leisten, ganz auf Tierprotein zu verzichten, und werden dadurch in aller Regel mit einem gesünderen und längeren Leben beschenkt und belohnt.

Während Fett und Kohlenhydrate zu den kleinen Molekülen Wasser (H_2O) und Kohlendioxid (CO_2) verstoffwechselt werden, die über Niere und Lunge leicht auszuscheiden sind, bleibt vom Eiweiß das größere und kompliziertere Harnstoffmolekül übrig, das der Körper nur auf vergleichsweise aufwendigem Weg wieder loswerden kann. Sobald zu viel Eiweiß anfällt, kommt es zu Problemen. Absichtliche Eiweißmast, wie sie vor einigen Jahren vermehrt in manchen sogenannten Managerdiäten eingesetzt wurde, führte zwar kurz- und mittelfristig zu einer gewissen Gewichtsabnahme, langfristig aber zu scheußlichen Nebenwirkungen vor allem im Gefäßbereich. Die Krebshäufung unter dieser Ernährungsform wurde damals gar nicht beachtet.

Ein unabsichtlicher Großversuch mit US-Leistungssportlern und Managern, die ihre Ernährung auf Steaks und Salat umgestellt hatten, belegte das Problem eindrucksvoll. In ihren Zwanzigerjahren bestens in Form, verloren sie spätestens mit dreißig ihre gute Kondition und näherten sich mit vierzig dem Invalidenstatus. Heute ernähren sich Sportler längst kohlenhydratreich und verzichten auf Eiweißmast. Die größten Sportler waren ohnehin meist Veganer wie der US-Amerikaner Carl Lewis, der mit neun Olympiasiegen und acht Weltmeistertiteln im Sprint und Weitsprung als einer der erfolgreichsten Leichtathleten der Sportgeschichte gilt.

Im Gegenzug zeigen die Erfolge mit eiweißarmen Diäten wie etwa der vegetarischen Kost, welche Entlastung die (Tier-)Proteinreduktion für den Organismus darstellt. Angstmache vor rein vegetarischer oder veganer Ernährung ist schon deshalb als absurd zu durchschauen, weil Milliarden Menschen des indischen Subkontinents seit Jahrtausenden damit leben. Wie gesagt hat eiweißarme Kost darüber hinaus den Vorteil, den Körper weniger zu übersäuern als Fleischkost. Eine Grundernährung mit ausreichend Gemüse und Früchten bringt dem Organismus viel basische Anteile, die er dringend benötigt, da wir wie gesagt fast ausnahmslos an Übersäuerung leiden.

Das zweite Ernährungsproblem ist die moderne Fettmast, die vor allem den Fertiggerichten und -produkten anzulasten ist. Die Kochkunst scheint trotz teilweise gegenläufigen Entwicklungen auf dem Rückzug begriffen zu sein. Während aber Kartoffeln noch als Kohlenhydratkost gelten, sind Pommes frites oder Chips bereits Fettnahrung. Verstecktes Fett ist zu einem echten Problem geworden und befindet sich auf dem Boden fortschreitender US-Amerikanisierung auch unserer Essgewohnheiten weiter auf dem Vormarsch. Fast 50 Prozent der Kalorienmenge nehmen wir hierzulande in Form von Fett zu uns, 15 Prozent wären angemessen.

Wer aber nun wieder einer fettreduzierten Ernährung das Wort redet, läuft Gefahr, Menschen in die Light-Food-Falle zu locken. Hierin liegt keine Lösung, sondern eher der Beginn einer teuflischen Spirale. Wenn erst einmal das Essen nicht mehr schmeckt und nicht mehr enthält, was wir brauchen, essen wir, solange wir können, um doch noch zu bekommen, was der Organismus benötigt, und um vielleicht dennoch so etwas wie Befriedigung zu finden. Extreme Übergewichtsformen, die solche Tendenzen hervorbringen, sind nicht nur in den USA, sondern schon überall vertreten und ihre Folgen unübersehbar.

Es ist also generell für eine ausgewogene, artgerechte Ernährung zu sorgen, bei der ungefähr 60 Prozent der Kalorien aus Kohlenhydraten bestehen, 20 Prozent aus Protein und 15 bis 20 Prozent aus Fett, und das alles auf pflanzlich-vollwertiger Basis. Dies wirkt in erheblichem Maße der Verschlackung entgegen, und das Konzept ist keinesfalls durch Nahrungsergänzungsstoffe zu ersetzen.

Wenn schon (erhebliches) Übergewicht, neurodegenerative Krankheitsbilder wie Alzheimer, Parkinson oder MS oder eben Krebs eingetreten sind, ist als begleitende Maßnahme zur *Peace Food Keto-Kur* zu raten, die den Kohlenhydratanteil deutlich verringert und raffinierte Kohlenhydrate komplett meidet (mehr darüber im folgenden Abschnitt).

Ein weiterer Schritt besteht darin, sich dem eigenen Typ entsprechend zu ernähren, damit überhaupt das notwendige Verdauungsfeuer aufgebracht werden kann, um Nahrung wirklich gut und restlos zu verbrennen. Ein heißer Typ etwa mit Neigung zu Hochdruck und rotem Gesicht mit cholerischem Temperament, der schon beim Ausziehen zur Sauna schwitzt oder während er seine scharfe Gulaschsuppe löffelt, in dieselbe tropft, sollte eher kühlende Kost zu sich nehmen wie frisches Obst aus heißen Ländern oder ein kühles Pils, um thermisches Gleichgewicht zu erreichen. Seine blonde, zarte, blauäugige Partnerin, die mit niedrigem Blutdruck und weiblichem Bindegewebe im Leben unterwegs ist und auch nach 20 Minuten auf oberster Sauna-Etage nur wenige dekorative Schweißperlen auf der Stirn hat, wäre mit wärmender Kost viel besser beraten. Sie sollte statt Pfefferminztee, der selbst heiß getrunken noch kühlt, Fenchel- oder Ingwertee bevorzugen oder auf scharfe Gewürze setzen. Manchmal hilft ihr auch ein Verdauungsschnaps: Feuerwasser mit wärmenden Kräutern. (Der entsprechende Typtest und die Aufteilung der Nahrung nach thermischer Qualität ist wie gesagt in dem Buch *Das Geheimnis der Lebensenergie* dargestellt [siehe Anhang].)

Die Peace Food Keto-Kur

Zu empfehlen ist auch immer wieder einmal eine ketogene Ernährungsphase. Darunter versteht man eine kohlenhydratbegrenzte sowie eiweiß- und energiebilanzierte, somit fettreiche Ernährungsweise. Der Energiebedarf des Körpers wird dabei nicht mehr aus Fett und Glukose gedeckt, sondern nur noch aus

Fett und dem daraus körperintern aufgebauten Glukoseersatz, den sogenannten Ketonkörpern (»Keton« ist ein Kunstwort, wegen des ähnlichen chemischen Aufbaus hergeleitet von »Aceton«).

Ungleich gesünder als herkömmliche Keto-Kuren, die auf viel Tierprotein und -fett basieren, ist die *Peace Food Keto-Kur* (siehe Anhang). Sie setzt auf pflanzlich-vollwertiges Eiweiß und Fett, wie es etwa in idealer Weise die blaue Süßlupine enthält. Diese Kur hat sich ganz erstaunlich bewährt zur Gewichtsabnahme, begleitend bei Krebs, Diabetes und für Patienten mit neurodegenerativen Erkrankungen sowie für die Vorbeugung all dieser Krankheitsbilder etwa bei entsprechender familiärer Disposition. Tatsächlich auch zur Entschlackung geeignet, ist sie eine ideale Prophylaxe bezüglich Krebs, weil sie diesem den Zucker in Gestalt von Glukose, seiner Lieblings- und wahrscheinlich einzigen Nahrung, vorenthält und zugleich der Übersäuerung keinen Vorschub leistet wie die üblichen Keto-Diäten. Tatsächlich ist die blaue Süßlupine ein besonderes Wunder. Obwohl sie zwischen 43 und 48 Prozent Protein mit all seinen Aminosäuren enthält und nur jeweils 10 Prozent Kohlenhydrat- und Fettanteil, wird sie doch basisch verstoffwechselt. Übersäuerung fördert die Entstehung so vieler Krankheitsbilder. Das ist gar nicht oft genug zu betonen, weil die Akzeptanz dieser frühen Erkenntnis (siehe oben) unendlich viel Leid ersparen könnte.

Erst seit gut einem Jahrzehnt ist nun wissenschaftlich zweifelsfrei bewiesen, dass die im Hinblick auf die großen Geißeln der modernen Menschheit – wie Herz-Kreislauf-Probleme, Krebs, Allergien, Alzheimer und Demenz, Übergewicht, Diabetes, Rheuma und Entzündungen – eine völlig tierproteinfreie Ernährung das Optimum ist für gesunde Menschen und solche, die es bleiben wollen. Den Verdacht gibt es schon deutlich länger, denn die mit Abstand gesündesten Menschen auf dieser Erde sind die seit Generationen pflanzlich-vollwertig, also im Sinne von *Peace Food* lebenden Adventisten um die Stadt Loma Linda in Südkalifornien. Möglichst frische pflanzlich-vollwertige Kost ist so ballaststoffreich, dass sie den Darm optimal entschlackt, und durch ihre Vollwertigkeit bringt sie vergleichsweise kaum Gifte und neue Schlacken in den Organismus. Bedenken wir, dass heute 93 Prozent der Giftaufnahme auf Tierprotein zurückgehen, wird das Ausmaß des Dilemmas deutlich und die Wahl dafür umso leichter, wie auch das anschließende von so viel Übel und Übergewicht befreite Leben. Nur 7 Prozent des aufgenommenen Gifts stammen aus konventioneller Pflanzenkost, die ich ebenfalls nicht empfehle. Wer sich nach den *Peace-Food*-Prinzipien pflanzlich-vollwertig ernährt, vermeidet auch diese 7 Prozent noch weitestgehend.

Insgesamt haben wir mit der pflanzlich-vollwertigen Kost eine ideale Grundlage zur Entgiftung und vor allem zugleich zur Vermeidung weiteren Gifteintrags. Nach der Studienlage, aber auch meinen persönlichen Erfahrungen seit beinahe fünfzig Jahren vegetarischen, zehn Jahren veganen *Peace-Food-* und den letzten fünf auch noch glutenfreien Essens, ist das Ergebnis in Bezug auf Entgiften, Entschlacken und Loslassen alter Gewohnheiten eindeutig: Es macht viel Sinn und ist dazu noch ungemein erleichternd, seinen Organismus nicht länger mit Tierprodukten und speziell Tierprotein zu belasten. Insbesondere ist es geradezu erlösend, neben der Vergiftung über Tierprotein speziell die Verschleimung über Milch(produkte) zu meiden. Mir persönlich und vielen anderen hat es auch unglaublich geholfen, die Kleber-Orgie mit Gluten, dem sogenannten Weizenkleber, zu beenden.

Das ist ein Angebot, für das sich unser Gehirn jeden Tag durch mehr Wachheit und bessere Konzentration, tiefere Abstraktionsfähigkeiten und stillere und friedlichere Meditationen bedanken wird. Kein Wunder also, dass die weltgrößte Organisation für Nahrungs- und Ernährungsfachleute, die Academy of Nutrition and Dietetics (A. N. D.), eine ausgewogene vegane Kost als für jede Lebensphase bestens geeignet erklärt. Die Adventisten in Kalifornien leben schon seit Generationen in allen Lebensphasen – also auch Schwangerschaft, Säuglings- und Kindesalter – pflanzlich-vollwertig. Bei ihnen werden – nach dem renommierten Ernährungswissenschaftler Prof. Dr. Claus Leitzmann[27] – die Frauen bei guter Gesundheit über einundneunzig Jahre, die Männer über neunundachtzig, eine durchschnittliche Lebenserwartung, die sonst nirgendwo auf Erden erreicht wird.

Teil- und Kurzzeitfasten

Neben dem klassischen Fasten, das nach seinem Neubegründer in Deutschland, dem Arzt Otto Buchinger[28] (1878–1966), auch als »Buchinger-Fasten« bekannt ist, gibt es sogenannte Teilfastendiäten. Zu ihnen gehört die von dem bereits erwähnten österreichischen Fastenarzt F.X. Mayr entwickelte Milch-Semmel-Kur.[29] Diese führt zwar nicht zur völligen Stoffwechselumstellung wie die Fastenkur, hat aber den Vorteil, das Kauen nachhaltig zu lehren, das heute bei so vielen viel zu kurz kommt. Wir müssten Mahl- statt Schlingzeit halten; Form und Aufbau unserer Zähne lassen keinen Zweifel daran. Darüber hinaus ist die Mayr-Kur mit ihren speziellen Darmmassagen ein sehr guter Weg, einen überstrapazierten Darm zu versöhnen und die Verdauung wieder in gesunde Bahnen zu lenken. Allerdings ist aus unserer Sicht zu empfehlen, die alten Brötchen und die Milch durch entsprechend Verträglicheres zu ersetzen, etwa Buchweizenbrot und Mandel-, Hafer, Hanf-, Soja-Drinks oder andere pflanzliche Alternativen zur Milch. In den meisten F.-X.-Mayr-Kurkliniken ist das bereits umgesetzt.

Als Teilfastenkur bieten sich außerdem Obst-, Reis-, Möhren- und Kartoffeltage an. Diese nebenbei veganen und glutenfreien Kuren haben den Vorteil, dass sie den Organismus nie dem Hungergefühl aussetzen, ihm aber mit sehr kaliumreicher Ernährung eine wunderbare Chance zur Entwässerung bieten. Er wird dabei spürbar entlastet, verliert deutlich Wasser – auch wegen der Salzfreiheit der Kost – und kann an solchen Entlastungstagen sozusagen Atem holen und Kraft schöpfen, um auch den Normalanforderungen wieder gewachsen zu sein.

Die einfachste Form des Fastens ist jedoch das Kurzzeitfasten. Es ist auch der leichteste Einstieg ins volle Fasten und hat bereits wundervolle Auswirkungen im Hinblick auf Gesundheit und Lebensenergie, die in Hunderten von Forschungsarbeiten dokumentiert sind. Tatsächlich ist Fasten immer auch eine Form von ketogener Ernährung, leben Fastende doch vor allem vom eigenen Fett und in geringem Maß auch von körpereigenem Protein aus Baustellen wie alten Narben und Herden. Es ist ein Autophagie- oder »Selbstverzehrungs«-Prozess, für dessen Erforschung der japanische Zellbiologe Yoshinori Ōsumi im Jahr 2016 den Nobelpreis für Medizin erhielt. Wenn der Körper sich dieserart »selbst verspeisend« *(autóphagos)* entschlackt, beginnt er mit der Logik des »inneren Arztes« mit allem Überflüssigen, um dann zum Unwichtigeren fortzuschreiten. Also kommen an erster Stelle die Schlacken früherer, nicht ganz zu Ende geschlagener, Schlachten überschießendes Narbengewebe und dergleichen, also vor allem Eiweiß, zur Verstoffwechslung. Dann wird vor allem den für schlechte Zeiten, heute meist im Überfluss angehäuften Polstern aus Speicherfett der Garaus gemacht.

Kurzzeitfasten ist in vielen Varianten möglich, die ich im Buch gleichen Namens beschrieben habe (siehe Anhang). Die bequemste bietet sich am Wochenende an, wenn wir regeneriert und ausgeschlafen möglicherweise ohnehin spät aufstehen. Vielleicht schließen wir sogar noch ein ebenso genüssliches Schmökern im Bett und in unserem Lieblingsbuch an oder feiern ein rauschendes Liebesfest in dieser vielleicht ungewohnt wachen Zeit. Um 11 Uhr ließe sich dann ein wundervoller Brunch herrichten mit einem frischen grünen Smoothie, ansprechenden Früchten und ebensolcher Rohkost. All das ließe sich so gegen 11.30 Uhr im Sinne der Mayr-Kur flüssig kauen zu Frucht- und Gemüsesaft, sodass unser Fasten noch nicht einmal – wie beim *breakfast* (Fastenbrechen) eigentlich üblich – wirklich beendet würde. Ein frühes Abendessen, vielleicht schon im Mikrokosmos Mensch und Makrokosmos Erde schonenden *Peace-Food*-Modus, könnte bereits um 17.30 Uhr beginnen. Damit wären wir bereits weit im Kurzzeitfasten angekommen mit einem »6-zu-18-Stunden-Essen-Fasten-Rhythmus«. Es gibt viele derartige Rhythmen, zum Beispiel das alternierende oder Intervallfasten, während dessen nur jeden zweiten Tag etwas gegessen wird. Aus dieser Situation heraus ließe sich natürlich noch leichter zum Vollfastenmodus übergehen.

Die wissenschaftlich belegten Auswirkungen dieser verschiedenen Muster sind im wahrsten Sinne des Wortes be- und verzaubernd. Selbst Tierversuche zeigen, dass zum Beispiel Ratten, die ihr Futter innerhalb von 6 Stunden verzehrten, nach hundert Tagen deutlich gesünder und vitaler waren als ihre Artgenossen, die für dieselbe Menge vierundzwanzig Stunden Zeit bekamen. Tatsächlich hätten wir schon größere Fortschritte erzielt, wenn wir »ganz normal« innerhalb einer Zeitspanne von zehn Stunden frühstückten und zu Abend äßen und wenigstens die übrigen vierzehn Stunden fasteten. Bereits eine solch überschaubare Fastenzeit kann das Leben enorm verbessern und erlaubt dem Organismus zu regenerieren.

Letztlich läuft »Kurzzeitfasten« einfach darauf hinaus, nach dem Abendessen nichts mehr zu verzehren, auch nichts Salziges oder Süßes. Wer eines dieser Bedürfnisse nur schwer beherrschen kann, dem empfehle ich seiner Gesundheit zuliebe, vielleicht in einer geführten Meditation zu ergründen, wo ihm tatsächlich das Salz des Lebens in der Suppe seines Daseins oder eben die entsprechende Süße fehlt (siehe auch das Kapitel »Detox für Körper, Geist und Seele am Beispiel des Fastens«).

Blut- und Darmreinigung

Die einfachste Variante der Darmreinigung ist sicher der Einlauf, wie er traditionell zu jeder Fastenkur gehört(e). Allerdings ist er außerhalb einer solchen mit Vorsicht einzusetzen. Von regelmäßiger Anwendung ist entschieden abzuraten, da der Darm nicht verlernen sollte, aus eigener Kraft für Entleerung und Reinigung zu sorgen. Bei aktuellen Überlastungssituationen kann jedoch ein Einlauf, der die Ausnahme bleibt, durchaus gute Dienste leisten.

Die Weiterentwicklung des Einlaufs ist die sogenannte Colon-Hydro-Therapie, die ursprünglich als »NASA-Einlauf« bekannt wurde, weil die Astronauten damit für den Weltraum »darmklar« gemacht wurden. Das ist aber auch der Haken dieser radikalen

Reinigung. Wer hier auf Erden bleiben will, sollte seinen Darm lieber erdentauglich halten. Dazu gehört eine besondere Bakterienflora (das Mikrobiom), die durch wiederholte Colon-Hydro-Therapien empfindlich gestört wird. Deshalb sollte diese Therapie nur besonderen Notlagen vorbehalten bleiben. Die meisten Patienten mögen es, wenn ihnen ohne großen eigenen Einsatz der »Dreck« aus dem Körper beziehungsweise Darm durch Glasröhren auch noch sichtbar entfernt wird. Durch die Colon-Hydro-Therapie wird ordentlich Dynamik in die Unterwelt des Körpers, sein Schattenreich, gebracht. Mir ist jedenfalls aufgefallen, dass sehr viele in Psychosen gerutschte Patienten im Vorfeld eine Colon-Hydro-Therapie haben durchführen lassen. Der Mensch ist tatsächlich ein Gesamtkunstwerk, bei dem jeder Eingriff Konsequenzen auf allen möglichen, in diesem Zusammenhang kaum bedachten Ebenen haben kann. Ein künstlich inszenierter Wasserfall durch das Schattenreich kann in der Unterwelt offenbar durchaus einen Wirbel verursachen, den nicht alle vertragen. Manche lassen sich stattdessen offenbar durchaus ins Reich der seelischen Schatten mitreißen und landen in Psychosen.

Beides, Einlauf und Colon-Hydro-Therapie, sind natürlich rein mechanische Darmreinigungen, deren Detox-Effekt deswegen sehr überschaubar ist. Noch rabiater ist die Darmreinigung mittels Glaubersalz. Das altbewährte Glaubern empfehle ich heute nur noch bei starken Kopfschmerzen in den ersten 3 Umstellungstagen, bei schmerzhaften Nackenverspannungen in dieser Zeit und wenn jemand dieses Reinigungsgefühl von oben bis unten nicht missen will. Tatsächlich sitzen die meisten Darmvergiftungs- und -verschlackungsprobleme ziemlich weit hinten im Dickdarm, und es macht weniger Sinn, etwa 11 Meter weiter oben im Mund anzufangen.

Es gibt aber eine wundervolle Kombination zur Entgiftung und Reinigung der beiden für jedes Detox-Unterfangen so zentralen Bereiche Blutkreislauf und Verdauungstrakt: Die unter anderem über uns (www.heilkundeinstitut.at) beziehbare chinesische Share-Pflaume ist auf Taiwan und dem angrenzenden chinesischen Festlandbereich seit Jahrhunderten ein sehr bewährtes sanftes Mittel, das Blut zu reinigen und dem Darm eine verblüffend tiefgehende und nachhaltige Entleerung und Regeneration zuteilwerden zu lassen. Diese kleine, fast schon Wunder wirkende Pflaume wird von den Einheimischen seit Urzeiten nach der Ernte aufwendig in mehreren Schritten fermentiert und dazu lange den Kräften von Mutter Erde ausgesetzt. Darüber hinaus schmeckt sie – besonders natürlich, wenn man ansonsten fastet – sehr gut. Mittlerweile hat sie sich bei unseren Online-Fasten- und Idealgewicht-Seminaren zum großen Renner entwickelt. Aber ihrer ursprünglichen Bestimmung entsprechend kann sie natürlich auch außerhalb von Fastenzeiten mit ähnlich gutem Effekt angewandt werden, ganz abgesehen von der blutreinigenden Wirkung, die natürlich zusätzlich im Frühling mit frischen selbstgepflückten Brennnesseltees wundervoll unterstützt werden kann. Nach Darmverstimmungen, Zeiten mit überladener Kost oder nach Belastungen wie Antibiotikakuren ist die Share-Pflaume im wahrsten Sinn des Wortes »ein gefundenes Fressen«. Auch alte Hasen mit viel Erfahrung im Fasten staunen, wo das alles noch herkommt, was die kleine Pflaume zum Vorschein bringt …

Bisher war Rechtsregulat mein unangefochtener Favorit, was Darmgesundheit betrifft. »Rechtsregulat« ist die Bezeichnung der Herstellerfirma für eine Produktreihe, die eine sogenannte Regulatessenz enthält. Ebenfalls sorgfältig über viele Stufen (kaskadenförmig) fermentiert, stellt Rechtsregulat das ideale Futter für das

Billiardenheer unserer guten MitarbeiterInnen im Darm dar. Tatsächlich haben wir zehnmal mehr von diesen sogenannten Symbionten im Darm als Zellen im Körper. Wir sind also viel mehr ein (Darm-)Bakterien- als ein Zellwesen. Für ein gutes Zusammenleben mit ihnen zu sorgen – genau das meint das Wort »Symbiose« – ist ausschlaggebend für unsere Gesundheit im Allgemeinen.

Dass der Tod im Darm sitzt, ist wie gesagt eine alte Erkenntnis, und sie stimmt natürlich auch in symbolischer Hinsicht. Der Dickdarm, das Colon, ist mythologisch die Region von Pluto beziehungsweise Hades, dem Gott der Unterwelt und des Totenreichs. Es hat sich schon angedeutet, dass die moderne medizinische Wissenschaft auch schon fast so weit ist und jedenfalls findet, dass viele Krankheitsbilder etwa aus dem neurodegenerativen Bereich wie Parkinson und sogar MS ihre Wurzel oder doch ein wesentliches Stück ihrer Entstehungsgeschichte im Darm haben. Es ist also entscheidend, sich mit dem riesigen Heer der Darmsymbionten gut zu stellen und sie mit bestem Futter bei Stimmung zu halten. Insofern empfehle ich bei geringsten Darmproblemen schon ab Mitte einer Fastenwoche mit einer Kur des Rechtsregulats zu beginnen – grundsätzlich aber auch außerhalb von Fastenkuren, wie etwa schon parallel zu zwingend notwendigen Antibiotikagaben und den daraus resultierenden Belastungen des Darms. Ein gesundes Mikrobiom und ein entsprechend optimal funktionierender Darm sind eine wunderbare Voraussetzung für tiefgehende Entgiftung und Entschlackung und fördern natürlich auch das Loslassen seines überlebten Inhalts nachhaltig.

Wer mit Blähungen und Geruchsbelästigungen, mit Bauchzwicken und anderen Protesten aus dem Darm zu kämpfen hat, kann zur Symbioselenkung in Fastenzeiten auch mit der Anwendung von bewährten Symbionten-Mischungen oder, wenn es ganz arg ist, auch Vitality Stressrepair gute Ergebnisse erwarten, die alle online (siehe Anhang) zu beziehen sind.

Eine sehr einfache und genussreiche Darmreinigung und weit darüber hinausgehende Versorgung mit Biophotonen, dem Leuchten des Lebens, ist das regelmäßige Trinken von grünen Smoothies, wie sie im Buch *Das Geheimnis der Lebensenergie* empfohlen werden. Beim Fasten etwa zeigte sich, dass das früher relativ deutlich zutage tretende Thema Mundgeruch gar keine Rolle mehr spielt, seit es schon am Morgen oder spätestens zu Mittag einen grünen Smoothie gibt. Eine Entgiftung über den Mund ist also offenbar nicht mehr notwendig. Das Geheimnis der grünen Smoothies ist das Aufschließen der Zellen in der Pflanzennahrung durch den Hochleistungsmixer und damit die Freisetzung des Chlorophylls. Es ist der grüne Farbstoff der Pflanzen und entspricht dem Hämoglobin des menschlichen Blutes. Bei Letzterem steht ein Eisenatom im Zentrum und färbt es rot, bei Ersterem ist es ein Magnesiumatom, das Mineral der Nerven. Die Versorgung mit Chlorophyll hat sich jedenfalls so bewährt, dass ich es bei unseren Fastenseminaren nicht mehr missen möchte. Es scheint Entgiftungs- und Entschlackungsprozesse wie die Darmreinigung sehr viel angenehmer und milder und eher noch wirksamer zu gestalten.

Allerdings geht es hier nicht ohne diese besonders effizienten und hochdrehenden Mixer, denn nur so wird das Ergebnis schaumig und wirklich anmachend. Aber die teuersten sind keineswegs die besten. Bei uns haben sich die von Bianco di Puro seit Langem am besten bewährt, die nur die Hälfte des mit großem Werbedruck angepriesenen Marktführers kosten. Wer meinen Namen bei der Bestellung erwähnt, bekommt jene 10 Prozent Rabatt, die ich für die Empfehlung bekäme.

Leber- und Nieren-Detox

Unser wichtigstes Organ zur Entgiftung ist neben dem Darm die Leber. Sie ist geradezu das Labor des Körpers und hat beim Entgiften und Entschlacken zum Beispiel durch Fastenkuren immer sehr viel zu tun. Dabei ist sie vom Lebensprinzip dem jovischen (Jupiter-)Thema des Wachstums und der Expansion zugeordnet und ausgesprochen tolerant. Ihre Regeneration während des Fastens geschieht so rasch, dass manche professionelle Labors mit dieser Erkenntnis überfordert sind. Jahrelang habe ich bei Patienten mit Sucht- und Vergiftungssymptomen vor dem Fasten Blut abgenommen und ins Labor geschickt, vier Wochen später, nach Psychotherapie und Fastenkur, schickte ich eine zweite Blutprobe. Als das Ergebnis kam, stand dann häufig hinter den neuen, unglaublich verbesserten Werten ein Ausrufezeichen und der Zusatz »trotz Kontrolle«. Das Labor wollte dem behandelnden Arzt auf diese Weise wohl mitteilen, dass eine so rasche Erholung der Leber nicht glaubhaft sei und sie die Werte des zuletzt eingesandten Blutes deshalb nochmals kontrolliert hatten. Sie äußerten somit dezent Zweifel an den ersten Werten, die man aber natürlich nicht ein zweites Mal kontrollieren konnte, da dieses Blut inzwischen längst entsorgt worden war.

Wenn man als Fastenarzt dergleichen ständig erlebt, bekommt man einen Eindruck von den Regenerationsfähigkeiten der Leber. Tolerant ist sie auch in der Beziehung, dass sie etwa mit zwei Tagen Alkoholkarenz am Wochenende sogar relativ regelmäßige Alkoholexzesse lange über sich ergehen lässt, ohne ernsthafte Schäden wie eine Leberzirrhose davonzutragen.

Die in der Alternativszene üblichen, ziemlich spektakulär angepriesenen Leberkuren haben sich weder in meinem Eigenversuch noch mit wirklich leberkranken Patienten bewährt. Mit diesen oft rabiaten Abführkuren zutage geförderte »Gallensteine« hielten der Überprüfung im Labor bisher nie stand, sondern stellten sich als Stuhlelemente aus dem Darm heraus. Aber natürlich können extrem harte Abführkuren auch ihre Vorteile haben und dann unser Entgiftungsorgan unterstützen. Dass man sich nach drastischen Kuren anschließend besser fühlt, ist ganz natürlich, aber das gibt es auch milder, natürlicher und so wirksam nachhaltiger.

Tatsächlich gibt es in ihrer Wirksamkeit seit Langem erprobte, solide Leberentgiftungen auf naturheilkundlicher Basis. So ist etwa die kurmäßige tägliche Einnahme von einigen Kügelchen oder Tropfen der homöopathischen Lebermittel Mariendistel (Carduus marianus D12), des Schöllkrauts (Chelidonium D12) in Kombination mit einem Leberwickel während des Mittagsschlafs, vor dem man eine Tasse Leber-(und-Gallen-)Tee getrunken hat, eine nachhaltige Unterstützung der Leber. In solch einer mittäglichen Leber-Regenerations-Stunde könnten noch die beiden geführten Meditationen vom Download »Leberprobleme« zum Einsatz kommen und eine wundervolle Synergie ins Spiel bringen durch die Verbindung mit der oberen Seelen-Bilder-Ebene. Die Leber erkrankt nämlich fast immer am »Zuviel« von allem Materiellen, Essen, Alkohol, Drogen und am »Zuwenig« an Lebenssinn und -philosophie. Wer sich also abwechselnd die beiden geführten Meditationen anhört, schafft inspirierende Synergien zugunsten seiner Leber, die letztlich den ganzen Organismus einbeziehen.

Die Chlorella-Alge darf im Zuge von Detox-Bemühungen, besonders im Hinblick auf die Leber, nicht unerwähnt bleiben. Sie ist auch für die Wissenschaft derart interessant, dass sie inzwischen zu den am besten erforschten Organismen zählt. Dadurch steht eine Vielzahl akademischer Studien zur Verfügung, die viele gesundheitsförderliche Wirkungen dieser Alge belegen. Die tiefgrüne Farbe verdankt sie dem außerordentlich hohen Chlorophyllgehalt, bei dem keine andere Pflanze mithalten kann. Diese Chlorophyllmengen sind insbesondere für die Leber von Bedeutung, schützen sie doch ihre Zellen vor verschiedenen Spritzgiften aus belasteten Lebensmitteln, Schimmelpilzen und weiteren Umweltgiften. Chlorophyll hilft, sie zu entgiften und über den Darm auszuscheiden.

Bitter hilft

Einen wichtigen Beitrag zur Entgiftung und Unterstützung der Leber leisten auch Bitterstoffe. Selbst wenn die meisten Menschen sie nicht mehr mögen und die Agrarproduzenten der Moderne sie überall herauszüchten, wären sie so wichtig für den Leberstoffwechsel. Die Rauke, ein ursprünglich in Niederbayern beheimateter Salat, machte erst in seiner in Italien gezüchteten, fast bitterstofffreien Variante als Rucola Karriere. Unsere Vorfahren wussten noch, dass gute Medizin oft bitter schmeckt. Heute enthält sie fast keine Bitterstoffe mehr, das hat sie mit dem Essen gemein, und insofern wirken beide deutlich weniger gut Leber unterstützend.

Besonders jenen, die sich bisher schlecht bis bedenklich ernährten, können diese pflanzlichen Stoffe in ihrer Bitterkeit viel Bitternis ersparen, indem sie nebenbei noch die Magensäureproduktion wieder ins Lot bringen. Die Säuren, gegen die heute viele mit Basenpulvern angehen, sind im Magen gar nicht so verkehrt. Durch ständige Neutralisierung von Basenpulver sind irgendwann die säurebildenden Zellen erschöpft, und dann sind der Magen und sein(e) Besitzer(in) wirklich in Gefahr. Natürlich bin ich – in diesen (ver)sauer(t)en Zeiten – für Entsäuerung, wie mit verbundenem Atem, aber sie sollte den Magen nicht mit ständigen Gaben von Basenpulvern in eine Säurefabrik verwandeln. Lediglich bei leerem Magen wie beim Fasten kann Basenpulver leicht auf der kleinen Magenstraße durchgespült werden, ansonsten müssten Basenpulver in säurefesten Kapseln eingenommen werden. Am besten, einfachsten und günstigsten aber ist und bleibt wohl die pflanzlich-vollwertige von allen Varianten basenreichste Kost.

Immerhin gibt es noch eine Fülle von Bitterstoffen in den sogenannten Amara auf Alkoholbasis. Sie stehen in jeder Bar, und tatsächlich schmeckt ein Kräuterbrand oft ausgesprochen bitter und hilft der Verdauung in Maßen statt in Massen oft mehr, als sein Alkohol der Leber schadet. Wirkliche Amara sind dem dort ebenfalls versammelten flüssigen Süßkram dringend vorzuziehen. Wer Wermut braucht, nimmt am besten Underberg.

Die Nierenentgiftung

Die Nieren haben für das Säure-Basen-Gleichgewicht und vor allem für die Ausscheidung des Abwassers zu sorgen. Wasser ist das Seelenelement, also geht es hier ums Loslassen des Seelenabwassers, das heißt der überlebten und überflüssig gewordenen Seelenthemen. Die Nieren schaffen das über die Konzentration der überschüssigen Schlacken in wenig Urin.

Mit genug gutem Wasser, das man mit dem erwähnten sensorischen Test unter einer Auswahl von reifen Quellen gefunden hat, gelingt dies am leichtesten. Seit ich diese Entgiftungs- und

Entschlackungskur mittels eigenem Lieblingswasser empfehle und in TamanGa auch einfach im Rahmen meiner Seminare ermögliche, staune ich immer wieder, wie sicher die meisten das für sie beste Wasser wählen und was da nebenbei so alles noch in Ordnung kommt. Wasser ist tatsächlich ein Allheilmittel, und diese Heilung beginnt natürlich über das geniale Filter- und Gegenstrom-Osmose-System der Nieren.

Für einige Tage dafür zu sorgen, dass der Urin wasserhell bleibt, ist insofern schon eine sehr wirksame Nierenkur und Detox-Maßnahme. Ideal wäre natürlich, diesem Muster weiterhin zu folgen, am besten ein Leben lang. Wobei dann natürlich damit zu rechnen ist, dass das lange währt ...

Während dieser Zeit noch guten, im Idealfall frischen Nieren-Blasen-Tee zu trinken und eine basenlastige Ernährung zu wählen sind weitere sinnvolle Unterstützungen. Auch ein sogenanntes »Basenfasten« hilft den Nieren noch nachhaltiger als schon jedes Fasten. In Wirklichkeit ist der Name falsch, geht es dabei doch natürlich um den Verzicht von Säuren und die Wahl von viel Basischem.

Die Entgiftung über die Haut

Die Haut ist unser größtes Organ, da sie den ganzen Körper außen und als Schleimhaut auch innen bedeckt. Hauterscheinungen sind immer auch Versuche des Körpers, etwas nach draußen, über seine Grenze hinaus zu befördern, es also auf direktem Wege loszuwerden und manchmal auch zu zeigen. Wo sie während Entgiftungs- und Entschlackungsphasen auftreten wie beim Fasten, ist das immer ein Wink, die entsprechenden Prozesse über Darm und

Nieren noch stärker zu unterstützen, etwa durch eine noch wirkungsvollere Darmreinigung oder eine höhere Trinkmenge besseren Wassers.

Unsere Haut ist aber nicht nur Grenz-, sondern auch Kontaktorgan, und fast jede Haut liebt Berührung, bevorzugt in Form von Streicheln und Vermittlung von sinnlicher Lust. Werden kosmetische Behandlungen dem gerecht, ist das zwar nur Ersatz, aber doch angenehm. Ideal wäre selbstverständlich, der Haut mehr sinnliche Berührungen zu genehmigen.

Sich selbst einzucremen ist dabei immer noch besser als gar kein Hautkontakt. Als Kosmetikum empfehle ich Kokusssöl. Nomen est omen, mag das wie ein Kuss auf der Haut ankommen.

Die Oberfläche unserer Haut besteht aus toten Hornzellen, die im Hinblick auf Keime maximal verschmutzt sind. Wer die Haut seiner Hände wirklich sauber bekommen will, bräuchte die viele Minuten dauernde Reinigung der Chirurgen, die anschließend noch mit schärfsten Desinfektionsmitteln nachhelfen, dann fast reinen Alkohol nehmen und schließlich immer noch sterile Latexhandschuhe. Insofern ist jede kosmetische Behandlung mit sterilen Flüssigkeiten aus sterilen Ampullen reine Augenwischerei, letztlich ein Hinters-Licht-Führen der Kunden. Auch Kollagen außen auf die dicke Schicht aus toten Hornzellen zu schmieren, ist nicht sehr überzeugend. Natürlich wäre Kollagen in der Tiefe der Haut sinnvoll für ihre Elastizität und so weiter, aber wie soll es durch die äußere Schutzschicht dorthin kommen?

So habe ich mich lange über Kosmetika vor allem abfällig geäußert und sie bei Partnerinnen auch nur widerstrebend akzeptiert. Aber das war natürlich nicht klug, denn im Gesundheits- und Medizinbereich gibt es nichts ohne Ausnahme. Nach Jahrzehnten der ablehnenden Haltung traf ich nämlich auf einen alten, lange nicht gesehenen Bekannten, den ich jetzt so viel jünger wahrnahm, dass ich nachfragte. Als ich hörte, dass er ein Hyaluronprodukt der kleinen bayrischen Firma nehme, die auch mein bevorzugtes Darmmittel herstellt, war ich bereit für den ersten Kosmetik-Selbstversuch meines Lebens. Zum Ergebnis möchte ich mich in diesem Fall – schon wegen fehlender Regelmäßigkeit – nicht äußern, jedenfalls waren die Damen in meinem Umfeld sehr rasch ehrlich begeistert von eigenen Resultaten und schwören seitdem darauf. Diese Behandlung von innen heraus tut jedenfalls der Haut gut, und ich kann immerhin nachvollziehen, wie die notwendigen Stoffe an den entscheidenden Ort kommen, um ihre positive Wirkung im doppelten Wortsinn zu entfalten. Tatsächlich ist eine Entlastung und Belebung der Haut auch bezüglich Detox-Wünschen sinnvoll.

Detox aus der Perspektive der Elemente

Feuer

Die Begeisterung, mit der wir unser Leben führen und unsere Vorhaben und Aufgaben angehen, ist in jedem Fall der entscheidende Beitrag zu ihrem Gelingen. Wer brennt für das, was er tut, und seine Energie dort hineinsteckt, wird nicht nur mit Erfolg rechnen können, sondern trägt auch entscheidend dazu bei, »in Form« und guter Verfassung zu bleiben. Er wird darüber hinaus entsprechend sein Verdauungsfeuer entfachen und im hinduistischen Sinn, seine Karmafrüchte verzehren beziehungsweise buddhistischen Bhoga – Weltessen üben können. Körperlich wird sein Essen weitgehend restlos verbrannt und den Organismus nicht mit übriggebliebenen Schlacken verstopfen. Starkes Seelenfeuer wird wie nebenbei für Entschlackung sorgen und kaum neue Ablagerungen zulassen. Das innere Feuer der Begeisterung wird auch das Verdauungsfeuer mit anheizen und die Körpertemperatur anfachen, was wiederum der Verdauung des Lebens zugutekommt.

Wie stark die Kraft des Sonnenfeuers zu unserer Gesunderhaltung beiträgt, und zwar über die bereits nachgewiesene Vitamin-D-Produktion und über weitere Wege hinaus, die wir wissenschaftlich noch gar nicht erfassen, lässt sich überhaupt nicht genau ermessen. Geboren unter dem Tierkreiszeichen Löwe, dem astrologisch die Sonne als Gestirn zugeordnet wird, bin ich vielleicht besonders überzeugt, dass wir die Kraft unseres Zentralgestirns immer noch weit unterschätzen. So wie wir auch die Rolle von Vitamin D über Jahrzehnte auf die Rachitisprophylaxe reduzierten. Als Kinder bekamen wir noch hohe Dosen Vitamin im Lebertran, heute werden nur geringe, nach meiner Erfahrung deutlich zu niedrige Dosen empfohlen. Persönlich nehme ich täglich 2000 I.E. in meinem einzigen Nahrungsergänzungsmittel Amorex ein und versuche bei Gelegenheit, mich täglich eine halbe Stunde mit freiem Oberkörper dem Sonnenlicht auszusetzen.

Wer zusätzlich Saunen und Schwitzgrotten besucht und in den heißen Fango (siehe unten) steigt und lebensenergiereiches Essen bevorzugt, tut ein Übriges, das Leuchten des Lebens aufzunehmen und aus lebendigen Augen wieder auszustrahlen.

Die – fast unbemerkte – (Kunst-)Lichtvergiftung

Sosehr uns heute aufgrund von Überlastung und Stress dieses innere Licht, das Feuer, die Sonne im Innern, das Leuchten des Lebens oder Charisma fehlt, so sehr sind wir andererseits von künstlichem Licht überschwemmt und auch schon immer mehr vergiftet. Unsere Nächte sind nicht mehr wirklich dunkel. Man kann selbst in klaren Neumondnächten nur noch die hellsten Sterne sehen. Dabei ist der Wechsel von Tag und Nacht einer der wichtigsten Taktgeber des Lebens. Das fein justierte System der Rhythmen von Menschen, Tieren und Pflanzen wird durch viel künstliches Licht gestört, was gravierende gesundheitliche wie auch ökologische Folgen hat. Die fehlende natürliche Dunkelheit kann das Immunsystem schwächen, das Krebsrisiko steigern und andere körperliche Beschwerden verursachen.[30]

Tatsächlich schadet uns auch das künstliche Licht der Bildschirme mit seinem überhöhten Blauanteil, indem es zusätzlich unseren Schlaf reduziert. Gesunder Schlaf aber ist unglaublich wichtig, weil unser Gehirn nur in seinen Tiefschlafphasen »gereinigt« wird. Jenes Beta-Amyloid, aus dem das sogenannte Alzheimer-Toxin entsteht, das die Schulmedizin absurderweise alleinverantwortlich für diese Demenzform macht, kann nur nachts in den Delta-Gehirnwellenmusterphasen des Tiefschlafs abtransportiert werden.

Vor über hundert Jahren schliefen die Menschen mit durchschnittlich neun Stunden zwei Stunden länger als heute, und damals war Alois Alzheimer (1864–1915) ein unbekannter bayerischer Psychiater und Neuropathologe, der (s)eine erste und einzige Demenzpatientin namens Auguste Deter hatte. Heute haben wir nur noch durchschnittlich 7 Stunden Schlaf, und die Schulmedizin malt ein schreckliches Menetekel an die Wand: Mit siebzig hätten 2 Prozent der Deutschen Alzheimer, mit fünfundsiebzig 4 Prozent, mit achtzig 8 Prozent, mit fünfundachtzig dann schon 16 Prozent und so weiter. Alle fünf Jahre verdopple sich die Prozentzahl (32–64–128), und tatsächlich haben viele von uns gute Aussichten, hundert zu werden … dann mit einer von der Schulmedizin auf 128 Prozent berechneten Alzheimer-Chance. Ein Grund für diese schlechten Aussichten liegt in den genannten ständigen, meist unbemerkten Attentaten durch künstliches Licht. Bei Alzheimer bietet die Schulmedizin nicht mal die geringste Heilungsaussicht, obwohl das Krankheitsbild tatsächlich heilbar ist, wie im Buch *Das Alter als Geschenk* (siehe Anhang) dargelegt.

Mit dem hohen, völlig unnatürlichen Blauanteil im Licht der Bildschirme wie mit den gepulsten Mikrowellenstrahlungen aus dem IT-Bereich gehen wir jedenfalls ähnlich wie mit der unsichtbaren radioaktiven Strahlung im letzten Jahrhundert erschreckend sorglos um. Dabei wäre es relativ leicht, diesem letzten Punkt die Spitze zu nehmen. In vielen Computern und Smartphones lässt sich schlicht eine schon vorhandene App aktivieren, die in den frühen Morgenstunden und am Abend den Blauanteil herausfiltert, oder es gibt solche Apps (auch gratis) als Download. Zudem sind auch orange Brillen und Aufsätze für vorhandene Brillen erhältlich.

Störendes künstliches Licht muss nicht sein. »Licht braucht Lenkung«[31]: Es gibt für alle Beleuchtungsanlässe technische Lösungen, die aus einer Kombination von Abschirmung, Lichtfarbe und -intensität und der richtigen Steuerung bestehen. Mit den Lösungsoptionen kann man in den eigenen vier Wänden, in seinem Büro und auf dem eigenen Grundstück beginnen und sich um eine Einflussnahme im öffentlichen Raum bemühen, etwa indem man sich in der Kommune oder in der Kirche mit ihren vielen beleuchteten Gebäuden engagiert und Handel und Gewerbe sowie andere Hausbesitzer gezielt anspricht.

Ein Leben, das sich mehr an den natürlichen »chronobiologischen« Zyklen orientiert, auf die unser Körper wie auch unsere

Psyche entwicklungsgeschichtlich eingestellt sind, trägt jedenfalls erheblich zur Erhaltung und Steigerung unserer Gesundheit und unseres Wohlbefindens bei. Aus eigener Erfahrung kann ich hinzufügen: Seit ich zum natürlichen Lichtrhythmus zurückgekehrt bin, machen mir meine abendlichen Schreibmeditationen noch viel mehr Freude, und bekommen mir und meinem Schlaf spürbar besser!

Wasser

Wer sich mit ausreichend gutem Trinkwasser versorgt und wasserreiches pflanzlich-vollwertiges Essen bevorzugt, trägt von der körperlichen Seite her wesentlich dazu bei, sein Leben in gutem Fluss zu halten. Wie wichtig gutes Wasser als unser erstes Lebensmittel ist, wurde bereits mehrfach erwähnt.

Die ebenso zahl- wie zeitlosen und ausgesprochen hilfreichen Übungen vom Wasserpfarrer Kneipp können uns bei jeder Detox-Kur zusätzlich unterstützen, besonders wenn sie mit Imaginationen der Reinigung und Entschlackung verbunden sind. Noch einen großen Schritt weiter gehen Ganzkörper-Wechselbäder, wie ich sie beispielsweise in unserem Kurshotel im norditalienischen Thermalbad Montegrotto anbiete und weiter oben im Abschnitt über die »Ausdauersportarten mit Detox-Effekt« beschrieben habe. Nach knapp dreißig Jahren Selbsterfahrung mit dieser Übung genieße ich ihre starken Durchblutungsimpulse immer noch. Dabei geschieht so einiges im Gefäßsystem, und zwar deutlich spürbar und belebend. Die solcherart trainierte Flexibilität unserer Blutgefäße ist ein wundervoller, weil äußerst effizienter Entschlackungsfaktor.

Luft

Gute Luft kommt uns ebenfalls erst langsam als Quelle von Atemgesundheit und bezüglich der Lebensenergie Prana zu Bewusstsein. Der bereits mehrfach erwähnte »verbundene Atem« hat sich mir in vielen Jahren immer wieder als Königsweg zu Gesundheit und Vitalität offenbart, und ich bin dankbar, diesen Weg zur Mitte, zu tiefster Entspannung und sogar Einheitserfahrungen so früh gefunden zu haben und weitervermitteln zu dürfen.

Aber auch die Tiefenatmung in frischer Luft beziehungsweise in der Natur ist sehr zu empfehlen – vorzugsweise im Wald. Frischer Wind, der durch unsere inneren (Lungen-)Flügel bläst, wirkt auf vielen Ebenen entschlackend. In Verbindung mit der Heilkraft des Waldes, die wie gesagt wohl entscheidend vom Luftelement und den Düften der Terpene und anderen ätherischen Stoffen getragen wird, sind erstaunliche, bis aufs Blut und damit auf die Lebenskraft wirkende Verbesserungen möglich, die sich auch im Blutbild niederschlagen. In dem Ratgeber »Jetzt einfach atmen« finden sich viele Atem-Übungen, die solche Wald- und Frischluft-Erfahrungen noch vertiefen können.

Schon Kinder lieben luftig belebende Situationen wie etwa Kettenkarussell-Erlebnisse auf Volksfesten, Erwachsene das schnelle Wirbeln beim Walzer, das wie der wirbelnde Zhikr der Derwische mit der leichten Trennung von Astral- und physischem Körper das angenehm leichte Gefühl des Schwebens schenkt. Später können dann bei Wagemutigen Gleitschirm- und Drachenfliegen die luftige Herausforderung noch intensivieren und die volle Hingabe ans Luftelement ermöglichen. Das alles kann so erhebend und befreiend wirken, dass es für mehr als einen Moment hilft, aus dem Gedankengefängnis auszubrechen. In dem Buch *Schwebend die Leichtigkeit des*

Seins erleben (siehe Anhang) sind viele solche Möglichkeiten zu einem beschwingteren und leichteren Leben mittels des Luftelements beschrieben.

Am inspirierendsten bleibt aber besagter »verbundener Atem«, da er das Luftelement auf körperlicher, seelischer, geistiger und spiritueller Ebene zugleich ins Spiel (des Lebens) bringt. Er ist durch Abatmung von so viel Kohlendioxid beziehungsweise Kohlensäure wie gesagt die beste Entsäuerung, durchlüftet Seele und Geist und schenkt von den mir bekannten Übungen und Exerzitien am ehesten spirituelle Gipfelerlebnisse bis hin zur Einheitserfahrung.

Erde

Die Kraft der Mutter Erde erlebt, wer viel barfuß geht. Den meisten von uns fehlt die Erfahrung der Erdung selbst in der Nacht, denn wer schläft schon noch direkt auf dem Erdboden? Wir haben uns von unserem Planeten auf der ganzen Linie entfernt über unsere Möbel und vor allem geistig-seelisch und sind dabei, ihn nachhaltiger zu zerstören als je eine Generation vor uns. Dabei wäre die Erde so leicht so behilflich bei nachhaltiger Entgiftung und Entschlackung. Keines der vielen so sehr angepriesenen Antioxidantien kann dem Barfußlaufen auch nur nahekommen. Dabei nehmen wir – wie schon erwähnt – so viele heilsame, wirkende Elektronen auf. Unser Organismus braucht sie überaus dringend, um mit dem heute massiv anbrandenden oxidativen Stress fertigzuwerden.

Auch eine Nacht in Mutter Erdes Bauch, das heißt in einer ihrer zahlreichen Höhlen, zu verbringen kann eine sehr tiefgehende Erfahrung werden, wie ich mehrfach in einem großen Salzheilstollen mit Gruppen erleben durfte. Es ist sozusagen eine Art Rückkehr an den Anfang unserer Geschichte als Menschheit.

Aber auch Heilerde wie Zeolith mit seiner großen, alle möglichen Schlacken bindenden Oberfläche oder die der Firma Luvos haben sich zur Entgiftung und Entschlackung des Darms nicht nur beim Fasten bewährt. Von der naturheilkundlichen Firma Niedermaier gibt es beispielsweise die bewährte »Detox-Kur«, eine nachhaltige Entschlackungsmaßnahme, die die Heilkraft der kaskadenartig fermentierten Regulate mit jener der Heilerde Zeolith kombiniert. Tiere fressen immer mal wieder Erde mit, denn »Dreck scheuert den Magen«, wie eine rheinische Redensart besagt. Wir Menschen dagegen achten akribisch darauf, alle Spuren vom Erdelement, das wir mit Ausdrücken wie »Dreck« und »Schmutz« herabsetzen, von unserer Nahrung zu entfernen. Unter anderem deswegen müssen sich Veganer heute auch Vitamin B_{12} zuführen, da wir die Oberflächen unserer Früchte und Gemüse so gefährlich »sauber« putzen.

Eine bewährte Therapie mit dem Erdelement ist der echte Fango, der wissenschaftlich nachgewiesen bei Gelenkproblemen sehr hilft. Die Universität von Padua konnte belegen, dass die Heilwirkung eben nicht nur durch eine Erhöhung der Temperatur und damit verstärkte Durchblutung mit besserem Abtransport von Schlacken in Haut, Bindegewebe und Muskulatur zustande kommt. Sondern die Wirkung des echten Fango beruht auf einer Reaktion der speziellen Fango-Bakterien mit den Gelenkflächen und dem Abtransport von Schutt aus dem Gelenkspalt. Allerdings gibt es den echten und damit auch wirksamen Fango nur in den italienischen Bädern Abano/Montegrotto, Ischia und Saturnia, weil allein dort die einschlägigen Bakterien in dem speziellen Vulkanschlamm gedeihen. Wobei es in Saturnia – nomen est omen – so nach Schwefel stinkt, dass man sich der Hölle nahe wähnt und homöopathische Sulfur-Typen auch auf dieser Ebene leicht zu viel bekommen können … Tatsächlich ist aber auch der falsche Fango, zwar nicht an den Gelenken, aber insgesamt wirksam, weil er unser Bedürfnis nach warmer Erde und ebensolchem Wasser, den beiden weiblichen Elementen, so sehr befriedigt. Wir alle haben heute wahrscheinlich einen ziemlichen Mangel an Schlammschlachten aus der Kindheit mit auf den Lebensweg gebracht, die dazu beigetragen hätten, unsere körpereigenen Fähigkeiten zur geistigen, seelischen und physischen Entschlackung zu stärken. Wer hat schon genug mit »Gatsch« (aufgeweichter Erde), »Eierpampe« (mit Wasser vermischtem Sand) oder einfach im »Dreck« spielen dürfen? Dass hier ein gewisser Nachholbedarf besteht, zeigt sich uns immer wieder daran, welch großer Beliebtheit sich unser Schlammteich in TamanGa erfreut und wie gern er im Sommer in Anspruch genommen wird – von den kleinen wie von den großen Kindern, deren inneres Kind dabei spürbar ins Spiel des Lebens findet.

Eigenurin- und Eigenblutkuren

Kuren mit dem eigenen Urin oder Blut steigern die Abwehrkraft und sind in der Naturheilkunde seit Langem in Anwendung. Die Eigenurin-Trinkkur hat im Westen natürlich seit jeher mit Vorurteilen zu kämpfen, wohingegen sie beispielsweise in Indien aufgrund einer langen Tradition auf wenig Vorbehalte stößt. Sie ist ohne ärztliche Hilfe leicht zu Hause durchführbar und erschöpft sich darin, morgens ein paar Milliliter des ersten Urins zu trinken. Der leichteste Einstieg wäre während einer Fastenkur und dann mit der zweiten morgendlichen Portion, die nicht so konzentriert ist. Geschmacklich ist die Kur für Vegetarier kein Problem, bei Mischköstlern hat der Urin jedoch einen ziemlich penetranten Raubtiergeschmack. Der speziellen Wirkung soll dies aber keinen Abbruch tun. Allerdings halte ich ihn für unzumutbar und empfehle die Eigenurinkur dann nicht, wobei sie andererseits natürlich noch wichtiger wäre.

Auf den ersten Blick erscheint es paradox, den eigenen Abfall ausgerechnet zur Entschlackung zu sich (zurück) zu nehmen. Aber es ist wohl für den Körper gerade dieser Reiz, sich nochmals mit dem schon Verstoffwechselten auseinanderzusetzen, der zur abwehrsteigernden und entschlackenden Wirkung beiträgt. Ein weiterer großer Vorteil der Eigenurinkur ist, dass sie so viel bringt und gar nichts kostet, wir haben immer alles dafür dabei, und tatsächlich riecht es – bei Veganern und den meisten Vegetariern – niemand, der es nicht weiß.

Eigenurin lässt sich auch spritzen, wobei das nach meiner Erfahrung manchmal noch tiefer geht, aber die letztgenannten Vorteile natürlich nicht hat, da der Urin dann gefiltert werden muss, und das ganze Prozedere Therapeuten vorbehalten ist.

Beim Eigenblut dürfte es sich bezüglich der heilenden Wirkung ähnlich verhalten. Durch den nach der Blutentnahme mittels Vermischung mit einem meist homöopathischen Mittel herbeigeführten Zerfall des Blutes in seine Bestandteile, die sogenannte Hämolyse, kann dieses als Reizstoff auf das Immunsystem wirken. Diese Therapieform ist natürlich nur im Rahmen einer Behandlung in der naturheilpraktischen oder ärztlichen Praxis durchführbar, wobei auch jede Fachkraft, die Blut abnehmen kann, damit umzugehen vermag.

Beide beziehungsweise alle drei Arten der Aktivierung des Immunsystems führen häufig auch zu einer deutlichen Besserung bei Allergien und manchmal sogar zu ihrem Verschwinden. Sie scheinen über ihre Reizsetzung den Organismus zu befähigen, sich mit den entsprechenden Allergenen auszusöhnen.

Allerdings ist es aus meiner Erfahrung nicht sinnvoll, sehr viel Zeit, Stress und Geld zu investieren, um einen Arzt zu erreichen, der solche Kuren noch durchführt. Wenn das leicht und gleichsam nebenbei geht, sind sie sehr empfehlenswert, ansonsten ist eher an die Eigenurinkur in Eigenregie zu denken. Oder die Möglichkeit, sein eigenes Blut homöopathisch zu dynisieren, was viel mehr als Verdünnen meint.

Entsäuerung

Ein spezielles, auch heute immer wichtigeres Thema im Rahmen der Entschlackung ist die bereits mehrfach erwähnte Entsäuerung. Sowohl der Mikrokosmos unseres Körpers als auch der Makrokosmos der Umwelt werden immer mehr vom archetypisch männlich einzustufenden Säureüberschuss bedroht. Säuren geben Protonen auf aggressive Weise ab und zerlegen damit sogar Metalle. Basen oder Laugen, die den archetypisch weiblichen Gegenpol darstellen, nehmen dagegen Protonen auf. Insofern passt die allgemeine Übersäuerung in unsere Zeit, die so sehr von der Dominanz des männlichen Prinzips bestimmt ist.

Die schon genannte Entdeckung von Otto Heinrich Warburg, dass alle möglichen Krankheitsbilder vorzugsweise im sauren Milieu entstehen, ist in ihren Konsequenzen wie gesagt noch längst nicht ausgeschöpft, zumal sich hier ein, wenn nicht *der* entscheidende Ansatz gegen die Volkskrankheit Krebs ergibt. Wahrscheinlich liegt eine wesentliche Erklärung für die krebshemmende Wirkung der pflanzlich-vollwertigen Ernährung in ihrer entsäuernden Kraft durch ihren basischen Charakter. Möglicherweise ist auch die krebshemmende Wirkung des Fastens wesentlich so zu erklären, wie sie schon lange in der nach dem Vorarlberger Heilpraktiker Rudolf Breuß (1899–1990) benannten langen Fastenkur mit frisch gepressten basischen Säften angewandt wurde und nun von der US-Schulmedizin empfohlen wird, sogar als Begleitung zur Chemotherapie. Entscheidend an Wirkung gewinnt diese Kur, wenn anschließend mit einer Doppelstrategie aus pflanzlich-vollwertiger und zugleich ketogener Kost wie in der *Peace Food Keto-Kur* weitergefahren wird. Isst man nämlich nach der Breuß-Kur wieder die sogenannte »normale« Kost mit ihrer Fülle an raffinierten Kohlenhydraten und ihrer säuernden Tierproteinlast, sind die Rückfälle quasi programmiert, und das verhinderte früher auch leider oft den durchschlagenden Erfolg. Mit den neuen Erkenntnissen aus der modernen Ernährungslehre ergeben sich hier noch viel bessere Chancen.

In der bei Männern oft deutlich stärkeren Übersäuerung, vor allem wohl wegen ihrer noch fleischhaltigeren Kost, dürfte auch der Grund für deren bemerkenswert höhere Schmerzempfindlichkeit liegen. Sie drückt sich in Wortschöpfungen wie »Männergrippe« für die ungleich schlimmere, ja lebensbedrohlich erlebte Form dieses an sich und bei Frauen meist harmlosen Krankheitsbildes aus. Im Zustand der Übersäuerung werden praktisch alle Krankheitssymptome wesentlich schmerzhafter erlebt, was eine entsäuernde basische Kost auch bei allen Schmerzproblemen, vor allem chronischen, so empfehlenswert macht. Die Volkskrankheit Rheuma verliert mit solch einer Kostumstellung zum

Beispiel meist ihre Schmerzhaftigkeit und damit einen großen Teil ihres Schreckens.

Die verschiedenen Wege der Entsäuerung haben also eigentlich nur dann einen Sinn und nachhaltige Auswirkungen, wenn das neu gewonnene Säure-Basen-Gleichgewicht anschließend mit der bereits erwähnten artgerechten pflanzlich-vollwertigen Ernährungsform auch aufrechterhalten wird. Besser als die Einnahme von Basenpulver wirkt außerdem die ebenfalls beschriebene regelmäßige Ausdauerbewegung im Sauerstoffgleichgewicht, weil dabei Fettsäuren verbrannt und Stresshormone verstoffwechselt werden. Auch Sitzungen mit dem verbundenen Atem haben wie gesagt einen stark entsäuernden Effekt. Basenpulver haben leider den Nachteil, dass sie den notwendiger- und sinnvollerweise sauren Mageninhalt neutralisieren.

Eine besondere Wohltat mit entschlackender Wirkung sind dagegen Bäder mit Basenpulvern. Sie enthalten in der Regel Natriumbicarbonat und Natriumhydrogencarbonat. Meine Empfehlung im Anhang. Sie sind nicht nur ein Weg, den Körper zu entsäuern, sondern zugleich – aufgrund verschiedener Ansätze – auch eine Kur für die Haut, die dabei seidig weich wird. Das ist somit eine der angenehmsten Formen, sich im wahrsten Sinne des Wortes auszulaugen. Bei entsprechender Temperaturwahl kommen noch die entschlackenden Effekte von Überwärmungsbädern hinzu wie dem altbewährten Schlenzbad. Allerdings kann man es auch übertreiben; Auslauge- und Überwärmungsbad in einem ist manchem Organismus schon zu anstrengend.

Entstrahlung

Eine moderne Detox-Notwendigkeit betrifft den immer dramatischer werdenden Strahlensalat mit gepulsten Mikrowellen, wie er für Handys und die WiFi-Versorgung der IT-Geräte vom Tablet übers Smartphone bis zum Laptop auf uns nieder- und in uns eingeht. Mit der geplanten neuen Technologie wird das mit großer Sicherheit noch gefährlicher. Die Österreichische Ärztekammer hat schon vor vielen Jahren dazu aufgerufen, mehr Neurochirurgen wegen der steigenden Zahl an Hirntumoren auszubilden. In Rom hat der Oberste Kassationsgerichtshof geurteilt, dass ein gutartiger Gehirntumor bei einem italienischen Geschäftsmann durch die tägliche stundenlange Verwendung seines Handys verursacht wurde.[32] Eine Studie berichtet, dass Mobiltelefonbenutzer, die Teenager oder jünger waren, als sie das erste Mal mobil telefonierten, ein um 420 Prozent erhöhtes Hirntumorrisiko tragen.[33] Wahrscheinlich haben wir hier eines der am meisten unterschätzten Intoxikationsprobleme überhaupt vor uns. Persönlich habe ich schon drei Autorenfreunde an Gehirntumoren verloren, die ihren Laptop nicht an die Leine (ein LAN-Kabel) gelegt hatten. Das Sterben an Gehirntumoren – insbesondere Glioblastomen – gehört zum Grausamsten überhaupt. Krebsgeschwülste im Gehirn finden für ihr pervertiertes Wachstum keinen Raum, das Gehirn kann nicht ausweichen und gerät zunehmend unter Druck, was auch zu den verschiedensten und schwerwiegendsten Psychosen führen kann. Solche Patienten gehörten nach schulmedizinischer Logik eigentlich in Stationen, in denen sie gleichermaßen von Neurochirurgen wie auch Psychiatern betreut würden, die außerdem eng mit Radiologen und Internisten zusammenarbeiteten. Das ist aber oft mehr Wunsch als Realität, insofern finden die Betroffenen am Ende dann stattdessen eher Aufnahme im Hospiz.

Was ist bezüglich der Vergiftung mit energetischen Strahlen zu tun? Meine persönliche Strategie ist recht einfach, ich minimiere die Handybenutzung auf echte Notfälle und fasse mich dann – vielleicht alle zwei Monate einmal – sehr kurz. Mein Smartphone ist also praktisch immer abgeschaltet, insofern werde ich auf dieser Ebene auch in Ruhe gelassen, was ich als enorm entspannend und wohltuend empfinde. Ich kann es fast jedem in diesen Zeiten der Informationsüberflutung und ständigen Erreichbarkeit wärmstens empfehlen. Wenn ich das Handy als Diktiergerät oder zu Tonaufnahmen verwende, belasse ich es konsequent offline im Flugmodus.

Ansonsten verwende ich seit jeher zur Datenübertragung die Verbindung per Kabel, wo immer das möglich ist. Auch das deutsche Bundesamt für Strahlenschutz empfiehlt, Kabelverbindungen zu bevorzugen, auf eine möglichst geringe WLAN-Strahlung im Haus zu achten beziehungsweise Reichweitenbegrenzungen einzustellen und zentrale WLAN-Zugangspunkte in unmittelbarer Nähe der Orte, an denen sich Personen ständig aufhalten – zum Beispiel am Arbeitsplatz –, zu vermeiden. Ironischerweise stuft es die von WLAN-Routern ausgehende Strahlung als ungefährlich ein. Aber natürlich liegen noch keine verlässlichen Langzeitstudien über die entsprechenden Auswirkungen vor ...[34] Drahtlose Netze nutze ich also nur auf Reisen zum Empfangen und Senden, während dessen ich gar nicht in der Nähe des Notebooks zu sein brauche. Was ist schon so wichtig, dass es im selben Augenblick erledigt werden muss?

Ein entscheidender Vorteil im Heilungsbiotop TamanGa ist der völlige Mangel an Providern, wenn man sein Gerät einschaltet. Aber jede Klause hat selbstverständlich einen Kabelanschluss. In jedem Rittai, wie die aus Holz mit Lehmverputz und ohne Metall und Leim gebauten Häuser bei uns heißen, hängen sogenannte »Geonado-Wellen«, die nachweislich die Atmosphäre verbessern und ihre Bewohner vor schädlichen Störzonen schützen. Der Handyempfang ist zu unserer Freude schlecht, und wir raten schon zu Beginn davon ab, das Smartphone überhaupt zu benutzen. In Seminar- und Essräumen ist es gar nicht zugelassen.

Solch ein Platz wie TamanGa ist aber heute schon ein seltener Glücksfall. Immerhin wird das Problem in dem Maße, wie ständig strahlungsstärkere und damit gefährlichere Sendevarianten ins Spiel kommen, auch zunehmend bewusst, und weitere Bevölkerungskreise werden sensibilisiert. Inzwischen gibt es sogar schon Jeans mit »Smart Pockets«, die die Träger gegen die Handystrahlung aus der Hosentasche abschirmen.

Die sicherste Strategie ist selbstverständlich die Vermeidung, zu der ich als Arzt nur raten kann. Wo das – wie heute schon bei so vielem – nicht oder nur noch sehr schwer möglich ist, empfehle ich die konsequente Minimierung und zusätzlich die Abschirmung mit wirklich aus Erfahrung erprobten Mitteln. Im Internet werden Sie da schnell fündig. Bezüglich der erwähnten uns bewährten Abschirmungsmaßnahmen können Sie sich genauer unter www.heilkundeinstitut.at informieren.

Eine Möglichkeit ist auch wieder das Barfußgehen. Ebenso wie das Tragen von gewöhnlichen Schuhen, die in der Regel Gummisohlen haben, den Träger von der Elektrizität der Erde isoliert und den Zufluss von Elektroden verhindert, blockiert es auch den Abfluss der elektromagnetischen Verschmutzung. Diese fließt beim Barfußgehen wellenförmig direkt in die Erde zurück und wird dort absorbiert.

All das hier Gesagte gilt mehr oder weniger ähnlich auch für unsere ständige Disposition von Elektrosmog, worüber schon viel geschrieben und gesagt wurde und was ich jetzt nicht weiter auszuführen brauche. Wichtig ist bei alldem aber im Besonderen, dass die Stätte unserer Nachtruhe möglichst störungsfrei bleibt. Handys und Hightechwecker mit Projektoren gehören ebenso wenig auf den Nachttisch, wie Fernseher im Schlafzimmer nichts zu suchen haben. Nachts wären sämtliche künstlichen Lichtquellen auszuschalten (siehe auch den Abschnitt »Die – fast unbemerkte – Lichtvergiftung«). Und wer auf Nummer sicher gehen will respektive empfindlich auf niederfrequente elektrische Felder reagiert, die von den dauerhaft unter Spannung stehenden Stromleitungen auch bei Nichtbenutzung ausgehen, kann einen Netzfreischalter beziehungsweise -abkoppler einsetzen (lassen). Dieser schaltet den Stromkreis ab, wenn kein Verbrauchsgerät Elektrizität benötigt. So vor den »Risiken und Nebenwirkungen« unseres technologischen Fortschritts zumindest weitgehend gefeit, können wir uns weniger belastet in Morpheus' Arme begeben und entspannt in aufbauende Traumbilderwelten hinübergleiten.

Klassische Homöopathie und Loslassen

Der Begründer der Homöopathie Samuel Hahnemann (1755–1843) hat empirisch festgestellt, dass mit der Dynamisierung, gemeinhin als Verdünnung eines Wirkstoffs (miss)verstanden, ein höherer und längerfristiger Effekt der Lösungen erzielt wird. Er nannte diese Verdünnung und Verschüttelung (Dilution) »Dynamisierung« beziehungsweise »Potenzierung«, womit eine gesteigerte Wirksamkeit gemeint ist. Je nachdem, in welchem Verhältnis die Ausgangssubstanz zum Trägermittel (zuerst immer Wasser, manchmal auch später auf Milchzucker übertragen oder mit Alkohol versetzt) steht, kann kein Molekül der Urtinktur beziehungsweise -substanz in der potenzierten Arznei mehr vorhanden sein. Homöopathische Mittel wirken dennoch, und zwar energetisch, nicht chemisch wie die sogenannten allopathischen Medikamente (siehe unten). Das aber können viele nicht nachvollziehen, obwohl wie gesagt die Erfahrung lehrt, dass die Mittel funktionieren, und zwar auch bei Tieren und Pflanzen, denen man nur schwerlich einen Placeboeffekt unterstellen kann, also eine Heilung mit

»Scheinmedikamenten« mittels Einbildungskraft (vom lateinischen *placebo* [ich werde gefallen]). Darüber hinaus gibt es außerhalb der Mainstream-Verfahren längst sensible Messmethoden und Erklärungsversuche auf quantenphysikalischer Ebene, die die empirischen Ergebnisse stützen.

In der Homöopathie werden in derart verdünnter Form die Substanzen eingesetzt, die ursprünglich beim Gesunden die betreffenden Symptome hervorrufen würden. Insofern »werde Gleiches mit Gleichem geheilt« (»Similia similibus curentur«). Auch das Wort »Homöopathie« drückt dies aus, denn das griechische Wort *homóios* bedeutet »gleich(artig), ähnlich« und *páthos* so viel wie »Leid, Schmerz, Affekt, Gefühl«. Die schulmedizinische Praxis hingegen verschreibt in der Regel allopathische Mittel, die »anders« (griechisch *allós*) beziehungsweise entgegengesetzt wirken, orientiert an den Symptomen, den Krankheits*zeichen*, und die *generell* wirken und nicht auf den individuellen Menschen in seiner Einzigartigkeit zielen.

Die Homöopathie ist bestrebt, die wirkliche, tiefere Ursache einer Krankheit zu beheben, statt ihre an der Oberfläche sichtbaren Symptome zu unterdrücken. Etwas überzeichnet könnte man es ähnlich wie bei der Krankheitsbild-Deutung darstellen: Wenn der Ölstandsanzeiger des Autos Alarm signalisiert, bringt es nichts, die Warnlampe herauszudrehen, sondern es gilt, dem zugrunde liegenden Problem auf der Motorebene zu Leibe zu rücken. Letzteres versuchen die Homöopathie wie die Krankheitsbilder Deutung von *Krankheit als Symbol.*

Das alles erfordert natürlich eine sorgfältige, sprich relativ zeitaufwendige Erfassung der Vorgeschichte einer Erkrankung (Anamnese) durch einen erfahrenen Homöopathen, um das passende individuelle Mittel für die allgemeinen und speziellen Lebensumstände des Klienten zu finden. Insgesamt herrscht diesem ganz homöopathischen Ansatz gegenüber noch immer weitgehendes Unverständnis für die feinenergetischen, nur gerade von der modernen Physik erfassbaren, Zusammenhänge. Dementsprechend steht die Homöopathie immer wieder in der von der Pharmaindustrie geförderten Kritik sogenannter Skeptiker und anderer im alten Weltbild von Descartes, Galilei und Newton und seiner Mechanik Stecken-Gebliebener. Aber das ist natürlich kein Grund sich davon irritieren zu lassen, sondern im Gegenteil, einige Schritte weiter vorzuwagen.

Denn der homöopathische Ansatz ist zwar weit mehr als nur eine Methode, um ein Detox-Mittel zu finden, kann aber auch sehr effizient Entschlackung und Entgiftung fördern – auf allen denkbaren Ebenen. Wer »sein« individuell passendes Mittel bekommt, wird schneller und vor allem reibungsloser zu seinem Sinn und Wesen finden und loslassen können, was ihn an dessen Verwirklichung hindert. Dies hat neben der Seele auch auf den Körper die Auswirkung, dass er sich rascher von Überflüssigem wie Schlacken trennen kann und sie in Zukunft nicht mehr so festhalten wird. Wie Gifte über diesen Weg heraustherapiert und ausgeschieden werden können, wurde schon in Zusammenhang mit den Nosoden erwähnt. Bei ihnen handelt es sich ja auch um homöopathische Mittel. Damit können sie die ursprünglichen Krankheitsbilder nicht auflösen, sie schenken dem Körper jedoch eine Art zweiter Chance, mit diesen Mustern endgültig fertigzuwerden. Das gilt sogar für jene aus den Jahrtausenden der Evolution mitgebrachten Krankheitsanlagen, die in jedem Menschen schlummern. Die in der Homöopathie Erbnosoden genannten Arzneien zielen genau auf die Ausschwemmung solcher alten Belastungen, die sich während der Menschheitsgeschichte angesammelt haben.

Dieser Gedanke mag auf den ersten Blick befremdlich wirken, aber wer bedenkt, dass jahrhundertelang über 80 Prozent unserer Bevölkerung mit Syphilis durchseucht waren, kann sich eher vorstellen, dass dies der Menschheit heute noch in den Knochen stecken mag, insbesondere im Licht der neuen Erkenntnisse der Epigenetik.

Eigentlich ist die klassische Homöopathie im Sinne Hahnemanns viel zu schade, um nur im Krankheitsfall herangezogen zu werden. Sie ist ein wundervoller Weg zu lebenslanger Begleitung, um loszulassen, was man von alters her mit sich herumschleppt, und um sich gegen neue Belastungen zu wappnen. Denn wer seine eigene Kraft und seinen individuellen Typ besser entwickelt, wird an körperlicher Abwehrkraft und geistig-seelischer Offenheit zunehmen und an Möglichkeiten der raschen Ausscheidung von Stoffen, die ihm und seinem Weg nicht zuträglich sind. Ähnlich habe ich die Bach-Blüten aus erster Hand von Mechthild Scheffer erleben und anwenden dürfen.

Persönlich bin ich sehr dankbar, dass ich über so lange Zeit meditieren und fasten und immer herausragende Homöopathen konsultieren konnte, dass Margit, meine erste Frau, mich diesbezüglich immer im Auge behielt, mir Mechthild Scheffer, die große Dame der Bach-Blüten, höchstpersönlich so viele Mischungen über Jahrzehnte »durchgab«. Heute, mit achtundsechzig, bin ich sehr froh, dass ich ihren Behandlungen immer bereitwillig gefolgt bin und ihre Mittel geschluckt wie die Hinweise guter Freunde ernst genommen habe.

Loslassen ist das große Thema, wenn es um die Durchführung von Detox-Maßnahmen geht, denn neben steckengebliebenen Emotionen und festgehaltenen Gefühlen sowie blockierenden Gedanken und Geisteshaltungen müssen auch Gifte und Schlacken »losgelassen« werden. Wie aber immer wieder zu betonen ist, geschieht das wirksamste Loslassen auf höchster geistiger, letztlich spiritueller Ebene. Aus der Zen-Tradition kennen wir den Satz »Wem nur ein einmaliger Sitz sich fügt, dem verschwindet unermesslich aufgehäuftes Leid«. Will sagen, dass eine einzige Satori beziehungsweise Erleuchtungserfahrung all das Leid tieferer Ebenen bis in die körperliche aufzuheben vermag – was ich in meiner langjährigen diesbezüglichen Praxis immer wieder bestätigt fand. Insofern kann man nach gelungenem Loslassen »schwebend die Leichtigkeit des Seins erleben«. Tatsächlich ist das Ergebnis des Loslassens ebenjene Leichtigkeit des Seins – das Seelen-Bewusstsein. Die eleganteste und einfachste Art, tiefgehendes und nachhaltiges Loslassen zu üben, ist für mich seit Jahrzehnten der schon mehrfach erwähnte verbundene Atem, die Überschwemmung des Organismus mit der Lebensenergie Prana. Auch das endgültige Loslassen aller Körperlichkeit führt in die letzte Leichtigkeit der Seele und des Seins und ist insofern weniger zu fürchten, denn als (Er-)Lösung zu sehen.

Ausblick

Diese Zusammenstellung von Detox-Maßnahmen kann gar nicht vollständig sein, aber einen guten Eindruck vermitteln, was aus meiner Sicht zu diesem Thema empfehlenswert ist. Und es gibt natürlich genug spezielle Bücher zu den jeweiligen Ebenen und Schwerpunkten. Die mir davon wichtigsten habe ich genannt.

Die Aufgabe der zwei zum Buch gehörenden geführten Meditationen zum Download sehe ich darin, die Hierarchie der Maßnahmen zu betonen und die Weichen richtig und auf anspruchsvoller Ebene zu stellen. Wenn das erreicht wird, ist es im heutigen Wust der Angebote schon viel und eigentlich das Ausschlaggebende.

Spezielle Entschlackungswege – von Padma 28 für die Arterien über Schwermetallausleitungen mittels Algen oder Korianderpesto bis hin zu Darmsanierungen wie der Mayr-Kur – lassen sich beliebig vertiefen. Meine Fastenbücher vermitteln von der körperlichen bis zur spirituellen Ebene die Grundlagen für selbstständig durchgeführte Fastenkuren. Alle, die sich angesprochen und gerufen fühlen, begrüße ich auch gern im speziell zu solchen Zwecken geschaffenen Zentrum und Heilungsbiotop TamanGa in der Südsteiermark zu einer Detox-, verschiedenen Fasten-, Burnout- oder Impulswochen, um sich persönlich von mir bei entsprechenden Wochenseminaren begleiten zu lassen. Wem das mehr liegt, mag sich auch gern über die Website Lebenswandelschule.com mit mir kurzschließen, etwa zur Idealgewicht-Challenge, mit einer Detox-Woche als Einstieg der Online-Fastenwoche und einer Aufbau-Woche. Auf sie folgt ein einwöchiger Aufbau mit Kurzzeitfasten und *Peace Food Keto-Kur,* je nachdem, ob man sich dem Idealgewicht von oben oder von unten nähert. Solch eine Zeit wird in ihrer Wirkung lange anhalten und auf den Alltag sowie auf die Menschen im Umfeld merkbar abfärben.

Den Abschluss dieses Buches soll der Ausblick auf das Muster einer höchst wirksamen Detox-Methode der Entgiftungs-, Entschlackungs- und Loslasszeit von einer Woche bilden. In dieser überschaubaren Zeit lässt sich die Grundlage für ein ganz neues Lebensgefühl schaffen:

- Als Basis-Entschlackungsmethode empfehle ich natürlich zu fasten, wofür zu Beginn eine Woche der richtige Zeitraum ist.
- Neben dem Fastenprogramm, das ja genügend Zeit lässt, könnte man die eigenen Symptome zum Thema geführter Meditationen machen. So kann man auch ziemlich rasch und quasi nebenbei eine sehr einfache und doch ausgesprochen wirksame Entspannungstechnik erlernen und dabei auch seine Lernaufgaben, wie sie sich in Krankheitsbildern verbergen. Wichtig wäre, sich für jedes Symptom ausreichend Zeit zu lassen und die ausgewählten geführten Meditationen täglich zweimal zu wiederholen, also zum

Beispiel am Morgen die erste Reise, am Nachmittag die zweite des entsprechenden Downloads. Mit den beiden Reisen der geführten Meditationen »Selbstheilung« (siehe Anhang) werden sich auf diesem Weg auch Krankheitssymptome klären lassen, zu denen es kein spezielles CD- oder Download-Programm gibt.

- Angepasst an die eigene körperliche Verfassung lässt sich dazu noch ein Bewegungsprogramm absolvieren, das Freude machen und keinesfalls in Quälerei ausarten sollte. Infrage kommen neben Yoga Tai-Chi oder Qigong für fließende Bewegungseleganz und Geschmeidigkeit bis ins hohe Alter, fürs Herz-Kreislauf-System sanftes Laufen oder forciertes Gehen im Sauerstoffgleichgewicht und anschließend genussvolles Dehnen zur eigenen Lieblingsmusik. Bewährt hat sich, am Anfang und während des Fastens weniger zu tun und dann das Training langsam und mit Genuss auf- und auszubauen.
- Bei besonderen Problemen lassen sich in eine solche Kurwoche noch speziellere Maßnahmen integrieren. Die Einnahme von Schüßler-Salzen oder Homöopathika, eine Entgiftungskur wie die »Detox-Kur« von Dr. Niedermaier oder die »Detox plus Kur« von Evolution können das Fasten fördern. Wer sich dazu noch den Energiegenuss der Kundalini-Wiege leistet (etwa in unserem Heilungsbiotop TamanGa), wird sich danach doppelt gewogen sein.

Allein das eigene Vorbild an Gelassenheit und Klarheit wird Nachahmer auf den Plan rufen. Und niemals ist Kopieren und Nachahmen wohl so erwünscht wie hier. Auf diese Weise verbreitet sich ansteckende Gesundheit, und mit der Zeit kann im eigenen Leben und in der persönlichen Umgebung ein Feld für Gesundheit und Harmonie entstehen. Das wünsche ich Ihnen, Ihren Mitmenschen und Ihrem Umfeld von ganzem Herzen.

Anhang

Veröffentlichungen von Ruediger Dahlke

Mein Weg-Weiser
Sie sind herzlich eingeladen zu meinem Buch *Mein Weg-Weiser* (www.dahlke.at), das Sie gratis erhalten. Wenn Sie sich dafür zu meinem Newsletter anmelden, freue ich mich. Darin erkläre ich, wie es zu den mehr als sechzig Büchern kam und was die Schattenseiten sind, und warum ich noch so gern weiterschreibe. *Mein Weg-Weiser* wird aber auch viele – hoffentlich – wertvolle Tipps geben und ein paar alte Bilder von meinem Weg. Ich freue mich, wenn Sie sich dieses kleine Buch gönnen und gern auch weitergeben.

Neuerscheinungen 2019
Jetzt einfach atmen! Atemtechniken für mehr Energie und Ruhe, ZS.

Neuerscheinungen 2018
Das Alter als Geschenk, Arkana • Die Hollywood-Therapie: Was Filme über uns verraten (mit M. Dahlke), Edition Einblick (www.heilkundeinstitut.at) • Die Peacefood-Keto-Kur, GU • Jetzt einfach meditieren, ZS • Kurzzeit-Fasten, Südwest.

Grundlagenwerke
Die Schicksalsgesetze: Spielregeln fürs Leben, 2009 • Das Schatten-Prinzip: Die Aussöhnung mit unserer verborgenen Seite, 2010 • Die Lebensprinzipien: Wege zu Selbsterkenntnis, Vorbeugung und Heilung (mit M. Dahlke), 2011, alle Arkana.

Krankheitsdeutung und Heilung

Krankheit als Symbol, Bertelsmann, 2018 • Angstfrei leben, Arkana, 2013 • Wenn wir gegen uns selbst kämpfen, 2015 • Die Schattenreise ins Licht: Depressionen überwinden, 2014 • Seeleninfarkt: Zwischen Burn-out und Bore-out. 2013 • Krankheit als Sprache der Seele, 2008 • Krankheit als Weg (mit Thorwald Dethlefsen), 2000 • Frauen-Heil-Kunde (mit M. Dahlke und V. Zahn), 2003 • Krankheit als Sprache der Kinderseele, 2010 • Herz(ens) probleme, 2011 • Das Raucherbuch, 2011, alle Goldmann • Verdauungsprobleme (mit R. Hößl), Knaur, 2001.

Gesundheit und Ernährung

Das große Buch vom Fasten. Überarbeitete Neuauflage, Goldmann, 2019 • Kurzzeit-Fasten, Südwest, 2018 • Die Peacefood-Keto-Kur, GU, 2018 • Fasten-Wandern, Knaur MensSana, 2017 • Das Geheimnis der Lebensenergie in unserer Nahrung, 2015 • Das Lebensenergie-Kochbuch, Vegan und glutenfrei, beide Arkana • Peace-Food, Peace Food: Das vegane Kochbuch, 2011 • Vegan für Einsteiger, 2014 • Vegan schlank, 2015 • Peace Food: Vegan, einfach, schnell, 2015, alle GU • Jetzt einfach fasten, ZS, 2017 • Vegan! Ist das ansteckend?, 2017 • Bewusst fasten. Ein achtsamer Wegweiser zu neuen Erfahrungen, 2017, beide Königsfurt-Urania • Ganzheitliche Wege zu ansteckender Gesundheit – Medizinische Herausforderung – herausfordernde Medizin, 2011 • Das kleine Buch vom Fasten, 2011, beide www.heilkundeinstitut.at • Wieder richtig schlafen, 2014 • Die Notfallapotheke für die Seele, 2009, beide Goldmann • Die wunderbare Heilkraft des Atmens (mit A. Neumann), Heyne, 2009 • Störfelder und Kraftplätze, Crotona, 2013.

Weitere Deutungsbücher

Die Hollywood-Therapie: Was Filme über uns verraten (mit M. Dahlke), Edition Einblick (www.heilkundeinstitut.at), 2018 • Omega: Im inneren Reichtum ankommen (mit V. Lindau), Arkana, 2017 • Hör auf, gegen die Wand zu laufen, Goldmann, 2017 • Die Spuren der Seele (mit R. Fasel), GU, 2010 • Der Körper als Spiegel der Seele, www.heilkundeinstitut.at, 2009 • Die Psychologie des Geldes, 2011 • Die 4 Seiten der Medaille (mit C. Hornik), 2015 • Das Tier als Spiegel der menschlichen Seele (mit I. Baumgartner), 2016, alle Goldmann.

Krisenbewältigung

Das Alter als Geschenk, Arkana, 2018 • Wie Sex und Liebe sich wiederfinden, Goldmann, 2017 • Die Liste vor der Kiste, Terzium, 2014 • Von der großen Verwandlung, Crotona, 2011 • Lebenskrisen als Entwicklungschancen, Mosaik, 2002.

Atmen, Meditation und Mandalas
Jetzt einfach atmen! Atemtechniken für mehr Energie und Ruhe, ZS, 2019 • Jetzt einfach meditieren, ZS, 2018 • Mandalas der Welt, Goldmann, 2012 • Schwebend die Leichtigkeit des Seins erleben • Arbeitsbuch zur Mandala-Therapie, beide www.heilkundeinstitut.at, 2010 • Mandala-Malblock, 1984, alle www.heilkundeinstitut.at • Weisheitsworte der Seele, 2012 • Die Kraft der vier Elemente (mit B. Blums Bildern), 2011, beide Crotona • Worte der Heilung, www.heilkundeinstitut.at, 2010.

Roman
Habakuck und Hibbelig, Allegria, 2004.

Geführte Meditationen
CDs und Downloads bei www.heilkundeinstitut.at, Audible u. a.
Grundlagen: Das Gesetz der Polarität • Das Gesetz der Anziehung • Das Bewusstseinsfeld • Die Lebensprinzipien – 12-CD-Set • Die 4 Elemente • Elemente-Rituale • Schattenarbeit.
Krankheitsbilder: Allergien • Angstfrei leben • Ärger und Wut • Depression • Die Wege des Weiblichen • Hautprobleme • Herzensprobleme • Kopfschmerzen • Krebs • Leberprobleme • Mein Idealgewicht • Niedriger Blutdruck • Rauchen • Rückenprobleme • Schlafprobleme • Sucht und Suche • Tinnitus und Gehörschäden • Verdauungsprobleme • Vom Stress zur Lebensfreude.
Allgemeine Themen: Der innere Arzt • Heilungsrituale • Ganz entspannt • Tiefenentspannung • Energie-Arbeit • Entgiften – Entschlacken – Loslassen • Bewusst fasten • Den Tag beginnen • Lebenskrisen als Entwicklungschancen • Partnerbeziehungen • Schwangerschaft und Geburt • Selbstliebe • Selbstheilung • Traumreisen • Mandalas • Naturmeditation • Die Lebensaufgabe finden.
Kindermeditationen: Märchenland • Ich bin mein Lieblingstier (www.heilkundeinstitut.at).
Weitere geführte Meditationen und Übungen auf CD: 7 Morgenmeditationen • Die Leichtigkeit des Schwebens • Die Psychologie des Geldes (Übungen) • Die Notfallapotheke für die Seele (Übungen) • Die Heilkraft des Verzeihens • Eine Reise nach innen • Erquickendes Abschalten mittags und abends • Schutzengel-Meditationen.
Hörbücher (www.heilkundeinstitut.at): Omega • Fasten-Wandern • Körper als Spiegel der Seele • Von der großen Verwandlung • Krankheit als Weg; • Die Spuren der Seele – was Hand und Fuß über uns verraten• Krankheit als Chance.

Vorträge von Ruediger Dahlke auf CD (www.heilkundeinstitut.at)
Die Buchthemen und mehr.

Filme über Ruediger Dahlke (www.heilkundeinstitut.at)
Die Schicksalsgesetze – auf der Suche nach dem Masterplan • Unser Biogarten • Ruediger Dahlke – ein Leben für die Gesundheit.

Filme mit Ruediger Dahlke (www.heilkundeinstitut.at)
Am Anfang war das Licht • Awake • Der Heiler • Hesse – sein erstes Paradies.

Nützliche Adressen und Download-Link

Für Informationen zu Seminaren, Ausbildungen, Trainings, Vorträgen
Heilkunde-Institut Graz, Oberberg 92, A-8151 Hitzendorf, Tel.: +43 316 7198885, Fax: +43 316 7198886, www.dahlke.at, E-Mail: info@dahlke.at

Für Psychotherapien
Heilkunde-Zentrum Johanniskirchen, Schornbach 22, D-84381 Johanniskirchen, Tel.: +49 85 64-819, Fax: +49 85 64-1429

Fasten- und Fastenwanderwochen mit Ruediger Dahlke, Regenerationsurlaube
Seminarzentrum und Heilungsbiotop TamanGa, Labitschberg 4, A-8462 Gamlitz (ca. 25 Minuten vom Airport Graz), Tel.: +43 3453 33600, www.tamanga.at

Informationen zur Arbeit von Ruediger Dahlke
www.dahlke.at
Dahlke-Seminar-Zentrum: www.taman-ga.at
Webshop: www.heilkundeinstitut.at
Internet-Community: www.lebenswandelschule.com

Download-Link für die Heilmeditation
https://www.randomhouse.de/Koerper-Geist-Seele-Detox/aid82371.rhd

Vom Autor empfohlene Produkte und Präparate sowie Bezugsquellen

Über den Shop des Heilkundeinstituts (www.heilkundeinstitut.at) zu beziehen

Amorex (Coropharm GmbH): für gute Lebensstimmung
Meine Base (P. Jentschura®): basischer Badezusatz
OPC Resveratrol Komplex (Evolution®), Share-Pflaume (Share Marketing-Trading-Logistik GmbH) und diverse Teesorten (Sonnentor): zum Fasten
Vitality Synbiotic Premium (VIP) und Vitality Synbiotic Stress Repair (VIP): Probiotika mit passenden Symbionten für den Aufbau einer gesunden Darmflora
Hyaluron-Kur (Evolution®): fördert regenerative Prozesse und reguliert den Wasserhaushalt durch hohe Wasserbindungskapazität und trägt zur normalen Funktion von Gelenken bei.
Omega-3 DHA (TAKE me® Glücksnahrung): zur Erhaltung einer normalen Gehirnfunktion und normaler Sehkraft
Vitamin B12 (Evolution®): für Immunsystem und einen funktionierenden Stoffwechsel
Bio-Kokosöl (Kokusss): zur Anwendung als Kosmetikum auf der Haut, aber auch innerlich für Zähne und ihre Umgebung, aufs Brot und zum Kochen
Rechtsregulat (Dr. Niedermaier®): für mehr Energie und zur Stärkung der Abwehrkräfte
Meine Bücher, CDs (mit geführten Meditationen) und DVDs

Über andere Anbieter zu beziehen

Detox plus Kur: www.evolution24.at

Wellen, Schuhsohlen, Symbole: www.geonado.de

Hochleistungsmixer: www.biancodipuro.com

Jeans mit »Smart Pockets«, die die Träger gegen die Handystrahlung aus der Hosentasche abschirmen.
E-Mail: Karin.hamvai@hotmail.com

Schwebe-Liegen: www.schwebeliege.at
E-Mail: info@schwebeliege.at

1 *Fasten und Heilen. Eine kostenlose Therapie für alle*, Arte-Doku vom 6.3.2015, https://www.youtube.com/watch?v=Nyyb74PHIQs, Zugriff 12.12.2018.

2 Enders, Giulia: *Darm mit Charme. Alles über ein unterschätztes Organ*, Ullstein, Berlin 2014.

3 Longo, Valter: *Iss dich jung. Wissenschaftlich erprobte Ernährung für ein gesundes und langes Leben – Die Longevità-Diät*, Goldmann, München 2016.

4 Siehe zum Beispiel Mattson, Mark: *Why Fasting Bolsters Brain Power*, https://www.youtube.com/watch?v=4UkZAwKoCP8 (TEDx Talks), Zugriff 3.12.2018.

5 Siehe zum Beispiel Michalsen, Andreas: *Mit Ernährung heilen. Besser essen – einfach fasten – länger leben. Neuestes Wissen aus Forschung und Praxis*, Insel, Berlin 2019.

6 Siehe zum Beispiel Roberts, Emily: *Why You Need To Release Your Emotions – For The Sake Of Your Health*, 18.11.2018, https://www.mindbodygreen.com/articles/suppressing-your-emotions-physical-health?fbclid=IwAR1llZdclCCCXRd4zMwez1IjD_b1sMmUoq4RqygJcJxTHY_NR4crOV4Nqto, Zugriff 12.12.2018.

7 Siehe zum Beispiel Campbell, Colin T.: *China Study. Die wissenschaftliche Begründung für eine vegane Ernährungsweise*, Verlag Systemische Medizin, Bad Kötzting [4]2017; Esselstyn, Caldwell: *Essen gegen Herzinfarkt: Das revolutionäre Ernährungskonzept*, Trias, Stuttgart 2014; Ornish, Dean: *Revolution in der Herztherapie. Der Weg zur vollkommenen Gesundheit*, Lüchow, Bielefeld 2006; Barnard, Neal D.: *Power Foods für das Gehirn. Der wirkungsvolle 3-Punkte-Plan für ein leistungsstarkes Gehirn und zum Schutz vor Alzheimer*, Unimedica, Kandern 2017.

8 Moritz, Andreas: *Die wundersame Leber- und Gallenblasenreinigung. Ein kraftvolles Verfahren zur Verbesserung Ihrer Gesundheit und Vitalität*, Unimedica, Kandern 2014.

9 Maslow, Abraham A.: *Psychologie des Seins. Ein Entwurf*, Fischer, Frankfurt am Main [5]1994.

10 Siehe zum Beispiel https://www.gerald-huether.de, Zugriff 13.12.2018.

11 Frankl, Viktor E.: *Der Mensch vor der Frage nach dem Sinn*, Piper, München [24]2011.

12 Siehe zum Beispiel Waerland, Are: *Are Waerland's Handbuch der Gesundheit*, Humata, Bern, [11]1989; Bruker, Max Otto: *Unsere Nahrung – unser Schicksal*, Emu, Lahnstein 1999.

13 Kabat-Zinn, Jon: *Gesund durch Meditation. Full Catastrophe Living. Das vollständige Grundlagenwerk*, O. W. Barth, München 2011.

14 Engelke, Anja: *Fünf Millionen Deutsche haben innerlich gekündigt*, FAZ Online, 29.8.2018, http://www.faz.net/aktuell/beruf-chance/beruf/merheit-der-arbeitnehmer-haben-innerlich-schon-gekuendigt-15753720.html, Zugriff 26.11.2018.

15 Bredesen, Dale E.: *Die Alzheimer-Revolution. Das erste Programm, um Demenz vorzubeugen und zu heilen*, mvg, München 2018.

16 Popp, Fritz-Albert: *Die Botschaft der Nahrung. Unsere Lebensmittel in neuer Sicht*, Fischer, Frankfurt am Main 1993; derselbe: *Biophotonen: Ein neuer Weg zur Lösung des Krebsproblems*, Verlag für Medizin, Heidelberg 1976.

17 Antonovsky, Aaron: *Salutogenese. Zur Entmystifizierung der Gesundheit*, dgvt, Tübingen 1997.

18 Lechler, Walther H.: *Nicht die Droge ist's – sondern der Mensch. Wir sind alle süchtig*, Santiago, Goch 2009; derselbe: *Alkoholismus – eine Krankheit*, Emu, Lahnstein 2004.

19 Siehe zum Beispiel Castaneda, Carlos: *Die Lehren des Don Juan. Ein Yaqui-Weg des Wissens*, Fischer, Frankfurt am Main 1998.

20 Siehe zum Beispiel Dass, Ram: *Sei jetzt hier. Ein dreiteiliges Handbuch für die Reise ins Innere Zentrum*, Sadhana, Berlin 1996; oder Metzner, Ralph/Dass, Ram/Bravo, Gary: *Geburt einer psychedelischen Kultur. Gespräche über Leary, die Harvard-Experimente, Millbrook und die 60er Jahre*, Nachtschatten, Solothurn 2018.

21 Arvay, Clemens: *Der Biophilia-Effekt. Heilung aus dem Wald*, Ullstein, Berlin 2016; siehe auch ders.: *Der Heilungscode der Natur. Die verborgenen Kräfte von Pflanzen und Tieren entdecken*, Goldmann, München 2018.

22 Siehe zum Beispiel Miyazaki, Yoshifumi: *Shinrin Yoku – Heilsames Waldbaden*, Irisiana, München 2018.

23 Siehe zum Beispiel Feldenkrais, Moshé: *Die Feldenkrais-Methode in Aktion. Eine ganzheitliche Bewegungslehre*, Junfermann, Paderborn [7]2006.

24 Siehe zum Beispiel Trager, Milton/Guadagno Hammond, Cathy: *Meditation und Bewegung. Trager Mentastics*, Heyne, München 2000.

25 Schimmelpfennig, Marion: *Die Mineralwasser- und Getränke-Mafia,* J. K. Fischer, Gelnhausen 2016.

26 Vgl. Dartsch, Peter: *Testbericht. Untersuchung der förderlichen Wirkeffekte von Wasser aus der St. Leonhardsquelle und der St. Georgsquelle,* 28.02.2018, siehe auch https://www.st-leonhards-quellen.de/glueckliche-zellen, Zugriff 14.02.2019.

27 Siehe zum Beispiel Leitzmann, Claus/Keller, Markus: *Vegetarische und vegane Ernährung,* utb., Stuttgart, 4. Aufl. 2019; Elmadfa, Ibrahim, und Claus Leitzmann: *Ernährung des Menschen,* utb., Stuttgart ^{5}2015.

28 Siehe zum Beispiel Buchinger, Otto: *Geistige Vertiefung und religiöse Verwirklichung durch Fasten und meditative Abgeschiedenheit,* Turm, Bietigheim 2019; derselbe: *Das Heilfasten und seine Hilfsmethoden als biologischer Weg,* Haug, Stuttgart ^{26}2018.

29 *Die Milch-Semmel-Kur bzw. -Diät nach F.X. Mayr. Schonung und Säuberung des Darms,* https://www.mayr-kuren.de/milch-semmel-kur.html, Zugriff 20.12.2018.

30 Vgl. Schmidt, Mathias R./Schmidt, Tanja-Gabriele: *Rettet die Nacht! Die unterschätzte Kraft der Dunkelheit,* Riemann, München 2016.

31 Ebenda.

32 Vgl. zum Beispiel *Gericht: Handy schuld an Gehirntumor, RP Online,* 19.10.2012, https://rp-online.de/panorama/ausland/gericht-handy-schuld-an-gehirntumor_aid-14014377, Zugriff 21.12.2018.

33 Hardell, Lennart/Carlberg, Michael: *Mobile Phones, Cordless Phones and the Risk for Brain Tumours,* International Journal of Oncology 35 (1), 2009, S. 5–17.

34 Bundesamt für Strahlenschutz: *Infoblatt. Sprach- und Datenübertragung per Funk: Bluetooth und WLAN,* August 2012, https://www.bfs.de/SharedDocs/Downloads/BfS/DE/broschueren/emf/info-bluethooth-und-wlan.pdf?__blob=publicationFile&v=5, Zugriff 21.12.2018; siehe auch Donner, Susanne: *Bundesamt warnt Schulen vor WLAN-Netzen, Welt Online,* 19.2.2015, https://www.welt.de/gesundheit/article137612666/Bundesamt-warnt-Schulen-vor-WLAN-Netzen.html, Zugriff 21.12.2018.